Dr Pierre CAUZARD
ANCIEN EXTERNE DES HOPITAUX DE PARIS
LAURÉAT DE L'ASSISTANCE PUBLIQUE (MÉDAILLE DE BRONZE)
ANCIEN INTERNE DE L'HOPITAL SAINT-JOSEPH DE PARIS

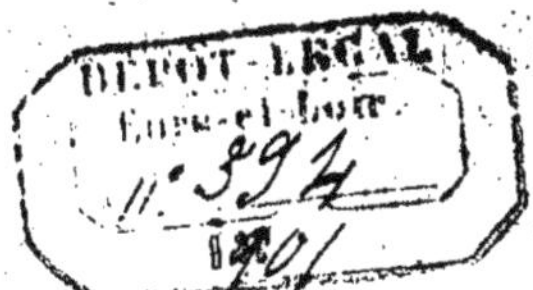

TRAITEMENT RADICAL

DES

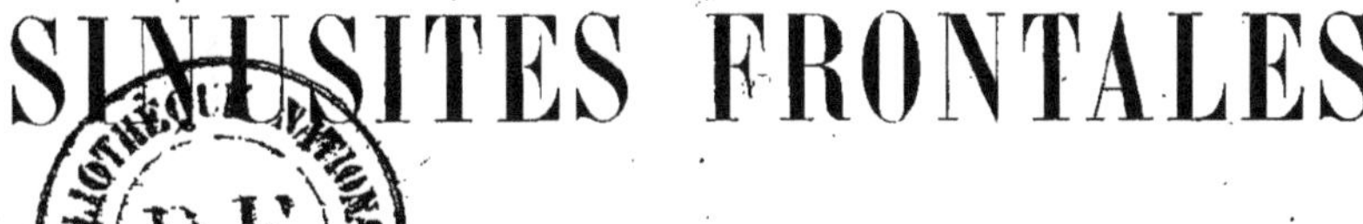

SINUSITES FRONTALES

CHRONIQUES

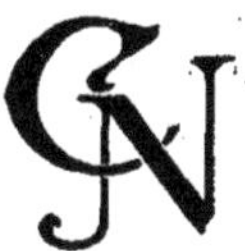

PARIS
C. NAUD, ÉDITEUR
3, RUE RACINE, 3

1901

Dr Pierre CAUZARD
ANCIEN EXTERNE DES HOPITAUX DE PARIS
LAURÉAT DE L'ASSISTANCE PUBLIQUE (MÉDAILLE DE BRONZE)
ANCIEN INTERNE DE L'HOPITAL SAINT-JOSEPH DE PARIS

TRAITEMENT RADICAL

DES

SINUSITES FRONTALES

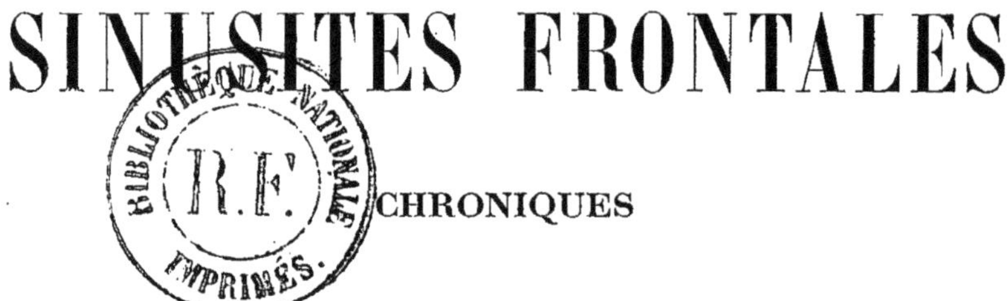

CHRONIQUES

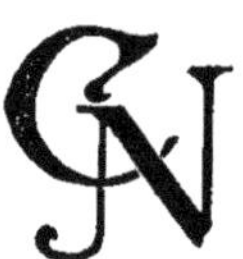

PARIS
C. NAUD, ÉDITEUR
3, RUE RACINE, 3

1901

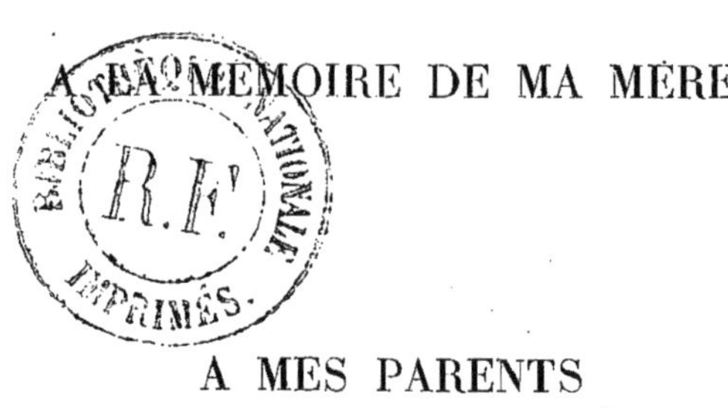

A LA MÉMOIRE DE MA MÈRE

A MES PARENTS

A MES AMIS

A LA FAMILLE BERRUYER

A M. LE PROFESSEUR BERGER

MEMBRE DE L'ACADÉMIE DE MÉDECINE
OFFICIER DE LA LÉGION D'HONNEUR

AVANT-PROPOS

Dans ce travail qui termine mes années d'études, j'ai essayé de montrer combien était variée et intéressante l'anatomie du sinus frontal, de fixer quelques points de l'histoire de la chirurgie de la sinusite frontale; et j'ai tenté d'exposer le traitement radical de cette affection que préconise M. Luc.

Je suis heureux d'adresser à tous mes maîtres des remerciements bien sincères pour tout ce que je leur dois; particulièrement à M. Hervey, chirurgien de l'Hôtel-Dieu de Troyes qui, depuis le début de mes études, a droit à mon affectueuse reconnaissance.

J'ai gardé un excellent souvenir des leçons de M. Barth, mon premier maître dans les hôpitaux de Paris, qui m'a accordé son bienveillant appui.

Durant ma première année d'externat, M. Florand m'a prodigué ses conseils en me montrant les difficultés de la pratique médicale, je me souviens avec plaisir de sa grande amabilité.

M. Broca, dont j'ai été 18 mois l'élève, m'a confié pendant un an le traitement consécutif de ses malades opérés de mastoïdite ou d'otite chronique, je l'en remercie.

Dans le service de M. Giraudeau, j'ai été l'élève de M. Souques ; l'année passée près de lui sera parmi mes meilleurs souvenirs.

A l'hôpital Saint-Joseph, j'ai été l'interne de M. Monnier, j'ai pu profiter de ses qualités de praticien et apprécier son extrême affabilité.

M. Chatellier a bien voulu m'accepter comme interne dans son service d'oto-laryngologie, je lui dois ce que je sais de la pratique de cette spécialité ; qu'il veuille bien recevoir l'expression de ma profonde reconnaissance.

J'ai eu l'honneur d'être l'interne de M. Le Bec, j'ai complété près de lui mes connaissances de chirurgie, je ne saurais trop le remercier de l'intérêt qu'il m'a témoigné, qu'il soit assuré de mon affectueux respect.

Je n'ai garde d'oublier MM. Morel-Lavallée, Macaigne, Aviragnet, médecins des hôpitaux, Meslay, médecin de l'hôpital Saint-Joseph, qu'ils veuillent croire à toute ma gratitude.

C'est à mon cher maître, M. Luc, que je dois l'idée de cette thèse, il m'en a fourni les meilleurs documents. Je tiens à lui exprimer ici ma très vive reconnaissance pour les marques de sympathie qu'il m'a données, pour ses conseils et ses leçons dont j'apprécie toute la valeur.

M. Lermoyez a bien voulu m'agréer comme élève dans son service si actif de l'hôpital Saint-Antoine, je lui en exprime ma sincère gratitude.

Je remercie également MM. Laurens, Boulay et Le Marc Hadour, Furet, ainsi que M. Bellin, interne des hôpitaux, dont j'ai mis si souvent à contribution l'amitié et les connaissances.

Je désire remercier tout spécialement M. Demoulin, chirurgien des hôpitaux, mon compatriote, qui fut toujours pour moi un conseiller sûr et dévoué et qui m'a prodigué en maintes circonstances l'appui de sa grande amitié, je le prie de croire à mon entier dévouement, à ma très respectueuse estime.

Mon ami d'études, le Dr G. Berruyer, voudra bien accepter le témoignage de ma grande affection.

M. le Professeur Berger m'a fait l'honneur d'accepter la présidence de cette thèse, je l'en remercie et je le prie d'agréer l'expression respectueuse de ma reconnaissance.

TRAITEMENT RADICAL

DES

SINUSITES FRONTALES CHRONIQUES

Dans le traitement de l'empyème chronique du sinus frontal ou des sinus frontaux, deux principes doivent guider le chirurgien :

Connaissance de l'anatomie des S. F., de leurs rapports avec les cavités voisines, de leurs anomalies ;

Notions générales de la thérapeutique des suppurations de cavités osseuses ;

Une considération importante doit toujours le préoccuper : l'esthétique de la face.

EMBRYOLOGIE

L'anatomie des sinus frontaux est très sujette aux variations, celles-ci sont expliquées par l'embryologie que nous allons esquisser d'après les travaux de Steiner, Zukerkandl, Tissier, Killian, Hartmann. Chez l'embryon, sur la paroi externe ou ethmoïdale des fosses nasales, apparaissent des sillons, quatre d'après Zukerkandl, six pour Killian, Hartmann, cinq à six pour Tissier. Ces sillons principaux peuvent s'unir, et habituellement on n'en observe plus que trois ; les bourrelets qui les séparent seront les cornets, tandis que les méats se développeront aux dépens des sillons, ceux-ci coudés à angle droit, ouvert en arrière, se divisent en une partie ascendante vers la lame criblée de l'ethmoïde et une partie descendante et postérieure. De la partie ascendante du sillon supérieur part un cul-de-sac, le recessus frontal, lequel écarte les deux tables du frontal et par son développement constitue le sinus et le canal naso-frontal. D'autre part, trois sillons secondaires, dits frontaux, se forment sur la paroi latérale du recessus frontal et après coalescence forment les cellules ethmoïdales antérieures (et accessoires), cellules frontales.

Cette disposition latérale est montrée surtout par la situation de l'ébauche des cellules ; se développent-elles en avant, en arrière du canal naso-frontal, elles se trouvent par rapport à lui sur un plan médian ; absentes, elles sont fréquemment esquissées par de petites cavités. D'autres fois, c'est une cellule frontale (ethmoïdale antérieure) qui s'avance dans l'os pour former le S. F., *mode de formation indirecte* du sinus décrit par Killian, et le plus fréquent d'après lui (1). « Lorsque, d'un même côté, le développement a lieu simultanément « selon les deux modes, il existe deux sinus frontaux de « ce même côté ; la même chose est possible si le mode « indirect a lieu 2 fois, c'est-à-dire si en même temps « 2 cellules frontales s'enfoncent dans l'os (2) (3). »

---

(1) Steiner, en 1872, avait écrit que l'ébauche du S. F. était dans l'ébauche du labyrinthe ethmoïdal, le S. F. représentait l'extension vers le haut des cellules ethmoïdales ; d'après Merkel, les cavités accessoires du nez dérivent aussi des cellules ethmoïdales.

(2) D'après Killian, in *Atlas d'Hartmann*.

(3) Pour Mouret, le S. F. doit être considéré comme une cellule ethmoï-

En résumé, le S. F. provient soit du recessus frontal, soit d'une cellule frontale ; est-il double, il peut provenir de l'un et de l'autre modes associés, ou de 2 cellules frontales.

Le développement du canal naso-frontal semble donc lié intimement à celui du S. F. et des cellules F. ; ces dernières par leur forme, leur étendue, leur situation donnent au canal ses dimensions, sa direction ; l'existence du conduit N. F. est dépendante de l'existence des cellules frontales ou ethmoïdales antérieures (1).

Hajek n'est pas de cet avis ; pour lui le canal N. F. est dû au refoulement en avant, à la mise en contact de la partie supérieure de la lamelle de la bulle ethmoïdale avec l'apophyse unciforme et son absence s'explique par le retrait de la lamelle ethmoïdale ; sur une pièce où les cellules ethmoïdales antérieures étaient absentes, le conduit naso-frontal était formé par la forte saillie de la lamelle du cornet moyen, par suite du fendillement cellulaire du prolongement du cornet moyen recouvrant l'hiatus semi-lunaire : le canal N. F. n'est pas dû aux cellules frontales, ce que prouvent encore d'autres pièces où il existe d'abondantes cellules frontales sans existence simultanée d'un canal naso-frontal.

---

dale : par ordre de fréquence, voici quelles sont les cellules ethmoïdales qui peuvent donner naissance au S. F. :

1° L'infundibulum ; 2° La cellule pré-infundibulaire ; 3° Une des cellules rétro-infundibulaires ; 4° La cellule ethmoïdo-unguéale.

(1) Rappelons ici que les cellules ethmoïdales postérieures seraient formées par le deuxième sillon principal, quelquefois par le troisième ; la branche descendante du premier sillon donnerait naissance au S. maxillaire.

ANATOMIE

Chez le nouveau-né, les S. F. sont deux petits culs-de-sac peu profonds (à la naissance, le frontal est formé de 2 moitiés séparées sur le plan médian) : ils apparaîtraient la première année pour Cruveilhier, entre la quatrième et la sixième année pour Bourgery et Jacob, vers la dixième année pour Tillaux, la deuxième pour Poirier et Laurent. « Ils sont nuls et négligeables jusque vers la septième année, dit Jacques (Nancy); ils ne constituent guère qu'un diverticule globuleux très modeste des cellules ethmoïdales antérieures. » Leur développement s'achève de 15 à 20 ans.

Quoi qu'il en soit, on doit pratiquement distinguer deux genres de sinus, les petits, les grands.

Les S. F. de forme triangulaire ou quadrangulaire sont logés dans les apophyses orbitaires du frontal qui s'articulent aux apophyses de même nom du maxillaire supérieur, entre lesquelles se trouvent les os du nez. Le pilier frontal est en arrière en rapport avec le bord antérieur de la lame criblée que surmonte l'apophyse crista galli, tandis qu'en arrière, en bas et en dehors se trouvent l'os unguis, les masses latérales de l'ethmoïde.

Les petits sinus, d'après Sieur et Jacob, répondent à l'angle supéro-interne de l'orbite ordinairement excavé, arrondi — où se trouve une mince lamelle osseuse appartenant au frontal, située en arrière de l'apophyse orbitaire du maxillaire supérieur, en avant de l'os planum, et au-dessus de l'unguis ; ils peuvent être assez réduits pour ne pas dépasser en haut un plan horizontal passant par les deux trous sus-orbitaires, en avant une verticale passant par la crête de l'unguis. On comprend, dans ces cas, qu'une trépanation antérieure peut passer au-dessus du sinus et mener dans la cavité crânienne et faire croire à l'absence du sinus qui, dans ces cas, a les dimensions d'un pois (Luc se rallie à cette explication pour l'observation rapportée dans son ouvrage, page 266). Quand la cavité du S. n'est représentée que par une dilatation en forme de petit entonnoir aplati du canal naso-frontal, elle siège toujours loin de la surface cutanée de l'os frontal et souvent n'a aucun rapport avec la portion écailleuse ou ascendante de cet os ; tandis que la voûte peut saillir de chaque côté de l'apophyse crista galli immédiatement en avant de la lame criblée ; son inflammation avec perforation peut donc amener l'infection de la cavité crânienne (Grünwald en cite un cas). Les petits sinus sont rarement affectés de suppuration et nous intéressent beaucoup moins que les sinus de dimensions moyennes ou les grands sinus.

Normalement, d'après Poirier, le diamètre chez l'homme mesure aussi bien dans le sens horizontal que dans le sens vertical 3 centimètres, le diamètre antéro-postérieur est de 12 à 15 millimètres.

Les grands sinus se présentent avec des hauteurs de 40 et 50 millimètres, atteignant quelquefois la racine des cheveux ; transversalement, ils s'étendent jusqu'à la fosse temporale, jusqu'à l'union de l'apophyse externe du frontal avec l'apophyse de l'os malaire (45 à 50 millimètres).

Des parois du sinus, antérieure, postérieure, inférieure et médiane, l'antérieure est la plus épaisse (4-8, même 12 millimètres), la paroi postérieure peu épaisse dans sa partie verticale cérébrale l'est encore moins dans sa portion horizontale orbitaire où elle mesure à peine 1 millimètre. Cette paroi profonde présente dans la région frontale proprement dite des pertuis nombreux qui rendent possible, et encore assez fréquente, une phlébite, une méningite ou un abcès du cerveau.

Il peut arriver, quand une cellule ethmoïdo-frontale se développe dans la paroi osseuse, en arrière du sinus, que les parois cérébrale et orbitaire ne puissent se réunir, l'angle postérieur est remplacé par « la paroi supplémentaire » de Mouret (1) ; l'étendue de celle-ci est relative à la grandeur de la cavité cellulaire rétro-sinusienne.

D'autres fois le S. peut présenter une profondeur très grande, le prolongement orbitaire peut dépasser les cellules frontales, rejoindre, entourer les cellules ethmoïdales postérieures, atteindre le sinus sphénoïdal (2).

La paroi inférieure est orbitaire et nasale. La portion orbitaire, triangulaire à base antérieure, convexe vers le

---

(1) Onodi a publié un cas semblable.

(2) Dans une observation de Kipp, après nécrose des parois, toutes ces cavités ne formaient qu'une immense excavation.

sinus, est une lame très mince de 12 à 15 millimètres carrés qui répond à l'angle supéro-interne de l'orbite ; elle est située entre le bord postérieur de l'apophyse du maxillaire supérieur et le bord antérieur de l'os planum, l'unguis se trouvant en bas ; c'est elle qui supporte la poulie fibro-cartilagineuse du grand oblique, laquelle s'insère sur le périoste peu adhérent à l'os, néanmoins cette région est très délicate à curetter. La portion nasale du plancher du sinus, rarement plane, le plus souvent déprimée, appartient en avant au frontal (partie antérieure de l'échancrure ethmoïdale), en arrière elle est formée par l'ethmoïde (partie antérieure de la face supérieure de la masse latérale).

Le plancher, d'après Sieur et Jacob, quadrilatère, mesure 5 à 10 millimètres de largeur sur 15 à 20 millimètres de profondeur; en avant, se trouve la suture fronto-nasale ; en arrière les cellules ethmoïdales antérieures; l'orifice du canal F. N. se trouve toujours à la partie postérieure, entouré ou non des cellules frontales.

Cette paroi inférieure nasale peut ne pas exister dans les petits sinus. D'autre part, elle peut présenter un prolongement, un diverticulum vers l'épine nasale, dans les os propres du nez même ; un dernier prolongement, rare, dit ethmoïdal est situé dans l'épaisseur de l'apophyse crista galli, que longe le sinus veineux longitudinal.

Les sinus rétrécis dont parlent Sieur et Jacob sont ceux dont la cavité est amoindrie soit par l'épaississement des parois ou leur malformation, soit par l'empiètement des cavités voisines : saillies en dôme des cellules frontales, développement des culs-de-sac diverticulaires qui entourent l'orifice inférieur du conduit et peuvent dédoubler la cloison, relief de la gouttière de l'unciforme.

Les S. F. sont séparés l'un de l'autre par une cloison dite intersinusienne, plus épaisse à sa base qu'à son sommet ; presque toujours perforée pour Cruveilhier, elle peut se résorber avec l'âge, dit Tillaux. Actuellement cette résorption n'est pas admise. La cloison existe toujours et entière pour Zukerkandl, Hartmann, Sieur et Jacob ; et rares sont les déhiscences de la cloison en dehors des cas pathologiques. Si la cloison est médiane à sa base, elle ne l'est bientôt plus, car sa partie supérieure est toujours déviée.

A côté de cette cloison, existent assez souvent des cloisons incomplètes qui divisent chaque sinus en logettes. Elles existent à la partie supérieure du prolongement sourcilier, et à l'extrémité postérieure du prolongement orbitaire ; il est très important de connaître ces cloisons qui pourraient en imposer pour la paroi crânienne du sinus, et rendraient l'opération très incomplète.

Les sinus frontaux communiquent avec les fosses nasales par un orifice ou par un canal. Longtemps les anatomistes n'ont décrit au sinus F. qu'un orifice (Richet, Cruveilhier, Henle, Merkel, Zukerkandl). « Quelquefois les deux orifices frontaux conduisent dans le « même sinus. — Quand le S. F. est divisé par d'étroites cloisons en trois espaces, dont deux seulement communiquent ensemble, par manque de la cloison à la partie supérieure, on trouve aussi habituellement trois orifices de communication. » (Zukerkandl).

Jurasz(1), en 1887, écrit : « L'ostium frontal peut manquer d'un côté ; il peut exister 2 ou 3 orifices pour un sinus frontal. » Il ajoute en parlant du canal naso-frontal : « La lumière du canal (12-16 millimètres) est très inégalement large ; la partie la plus étroite est au milieu, tandis que les deux extrémités sont les parties les plus larges... Il est particulièrement intéressant de considérer que le canal n'est pas toujours rectiligne, et ne se trouve pas toujours dans le plan sagittal. »

Poirier (in Guillemain), Schech décrivent un canal naso-frontal. Il est long de 10 à 12 millimètres (Schech), de 15 millimètres chez l'homme, de 10 millimètres chez la femme (Poirier) ; sa forme est cylindrique, légèrement aplatie dans le sens transversal ; son diamètre est de 2 à 3 millimètres. Il décrit une légère courbe à concavité regardant en avant. L'orifice supérieur se trouve toujours à la partie postérieure du plancher du sinus, soit dans l'angle externe, soit plutôt dans l'angle interne. La lumière du conduit est souvent modifiée par les culs-de-sac diverticulaires qui l'entourent et qui peuvent former de véritables cellules ethmoïdales accessoires. Son orifice inférieur sera parmi ceux de ces cellules, soit en dedans, soit en dehors, soit en avant, soit en arrière d'elles (2).

C'est dans ce labyrinthe osseux que se fait « le

(1) Ueber die Sondierung der Stirnbeinhöhle. *Berlin. klin. Woch.*, 1887, p. 34.

(2) Il ne saurait être question d'un canal fronto-nasal, mais seulement d'une partie intra-ethmoïdale du sinus, variable dans sa situation, ses dimensions (Mouret).

cathétérisme forcé », par effraction, que le « hasard seul » peut permettre (Sieur et Jacob).

Cet ostium frontal s'ouvre dans l'infundibulum et comme il est souvent sur le prolongement de la gouttière de l'unciforme, il se déversera dans le sinus maxillaire ; les cellules ethmoïdales antérieures s'ouvrent au même endroit, considérations très importantes, qui expliquent la propagation de l'inflammation d'une de ces cavités à celles du voisinage, et doivent commander la marche de l'intervention.

Quelles sont maintenant les anomalies qui peuvent intéresser le chirurgien ?

Anomalies du sinus frontal. — (Se reporter aux notes d'embryologie).

Situation. — Par rapport à la ligne médiane, un sinus peut empiéter énormément sur celui du côté opposé, il peut le recouvrir complètement (Mouret) (1). D'autre part le S. F. peut ne pas être en rapport avec la paroi antérieure : pour Sieur et Jacob, sur 69 sinus appartenant à 37 sujets pris au hasard, 22 étaient limités à l'angle supéro-interne de l'orbite et n'avaient aucun rapport avec la paroi antérieure du frontal, soit 31,8 pour 100, tandis que le fait est rare pour Luc, et pour Mouret, lequel a vu une cellule rétro-infundibulaire s'ouvrant dans la gouttière rétro-bullaire donner un S. F. exclusivement développé dans la partie orbitaire.

---

(1) Nous expliquons ainsi des figures publiées in *Atlas de Bourgery et Jacob*, in *Anatomie Cruveilhier*, où le S. F. sur une coupe médiane semble divisé en deux étages, un supérieur, un inférieur.

Dimensions. — Le S. F. peut n'exister que sous la forme d'une petite cellule ethmoïdale propulsée en haut (Röpke); rudimentaire, il s'explique par l'extension en haut de la cellule dite infundibulum (Mouret); Grünwald, Luc l'ont rencontré gros comme un pois ; — ou bien il est très développé : tels sont dans « les S. F. sans cellules frontales » décrits par Hartmann, ceux qui s'étendent jusqu'à l'insertion du cornet moyen dans la cavité nasale, tels sont ceux qui se développent jusqu'à l'apophyse orbitaire externe.

Kuhnt cite deux anomalies : dans l'une, le S. F. s'étend des 2 côtés entre les lamelles de la voûte de l'orbite jusqu'au trou optique, divisé par une paroi osseuse en une portion antérieure et une portion postérieure; dans l'autre, le S. F. a la même étendue, divisé par une paroi membraneuse en 2 loges, la postérieure se trouve également en rapport avec une cellule ethmoïdale moyenne. Dans un cas, Onodi signale en arrière du S. F., entre les lamelles de la paroi orbitaire, une cellule ethmoïdale postérieure de 2 centimètres de hauteur, 3 centimètres de longueur, 4 centimètres de largeur.

Sinus supplémentaires. — En présence de 2 sinus (cas de Kocher, Poirier, Suarez de Mendoza, Sieur et Jacob, Beco) il arrive que le sinus supplémentaire toujours postérieur s'étend en dehors pour entourer plus ou moins le S. F. proprement dit comme dans certains cas de Mouret (1) ; ce dernier auteur croit pouvoir reconnaître presque à coup sûr LA PRÉSENCE d'un sinus supplé-

(1) In *Revue Moure*, novembre 1901, relate 6 cas de S. supplémentaires.

mentaire, en arrière du sinus principal : si l'angle cérébro-orbitaire est transformé en une paroi plus ou moins haute mais bien nette.

Enfin il est important de savoir qu'on a rencontré le S. F. communiquant directement avec le S. maxillaire (Bryan, Luc, Furet, Onodi, Ortega, Lothrop).

Absence. — Tillaux écrit que quelquefois les S. F. n'apparaissent jamais, il remarque leur absence unilatérale ou bilatérale. Tilley admet aussi que quelquefois le S. F. n'existe pas (anato. chir. S. F.). L'absence unilatérale ou bilatérale est notée :

4 à 5 pour 100 (Bouyer).
2 — 31 (Poirier).
3 — 60 (Etiévant).
dont une unilatérale.
1 — 58 (Delon).
5 — 23 (Alezais) dont 2 totales, 3 unilatérales.

1 fois sur 7 (Laurent).
1 — 5 (Scheïer).
1 — par Moure, Mermod.
1 — par Luc (1).
1 — 80 par Mouret.

Logan Turner d'Edimbourg a examiné 500 crânes.

Sur 500 crânes, 357 (= 71 pour 100) avaient 2 sinus frontaux.
— 80 (= 16 pour 100) n'avaient pas de S. F.
— 63 (= 12,5 pour 100) avaient un seul S. F.

Sur 150 sujets, Sieur et Jacob n'ont jamais eu à relever l'absence du sinus frontal ; ils admettent que cette absence est possible mais ne la croient pas fréquente ; le plus souvent, le S. F. existe, mais il est petit et se trouve dans l'angle supéro-interne de l'orbite.

---

(1) Luc admet s'être trompé et se rallie à l'opinion de Sieur et Jacob : le S. F. existe toujours, ne serait-il représenté que par une dilatation ampullaire du canal naso-frontal qu'on rencontre toujours à la racine du nez.

Mentionnons que Zukerkandl a fait remarquer que les S. F. sont mal développés ou manquent complètement chez les nègres du sud. Myles a insisté également sur la petitesse ou l'absence des S. F. chez le nègre.

Voie d'excrétion. — Le sinus peut s'ouvrir non au sommet de la gouttière de l'infundibulum mais tantôt en pleine gouttière, tantôt dans la gouttière rétro-bullaire ou encore en avant de la gouttière de l'infundibulum à la surface de l'apophyse unciforme. Un grand S. peut avoir 2 orifices excréteurs (fusion probable de 2 cellules). Le S. peut s'ouvrir dans la gouttière de l'infundibulum et dans une cellule ethmoïdo-unguéale, ou simplement dans une autre cellule ethmoïdale (voir à l'embryologie).

Avant de terminer ces notions nécessaires d'anatomie nous croyons utile de dire que la saillie des rebords sourciliers, des arcades orbitaires ne peut donner aucun renseignement sur la grandeur des S. F. (Zukerkandl, Delon, Luc, Hajek, Sieur et Jacob, Jacques). C'est ainsi qu'il existe une saillie très accentuée chez les nègres inférieurs qui n'ont pas de sinus ou présentent des S. très réduits. Il est de toute évidence que l'inspection de la face ne peut renseigner sur la capacité totale des S. qui peuvent se développer en arrière, dans le toit orbitaire. Mais elle peut fournir certaines données sur le développement du sinus en hauteur, qui s'accompagne constamment d'un certain degré de projection de la table antérieure du frontal; les grands sinus s'observent chez des individus dont le front, régulièrement bombé, se continue directement au-dessus des rebords orbitaires d'après Jacques).

HISTORIQUE

Exposé des procédés opératoires

Les suppurations des sinus de la face sont réellement bien connues depuis peu de temps ; à Ziem de Dantzig appartient le mérite de les avoir bien étudiées (1889) ; en France, « ce sera le grand honneur de Luc d'avoir par ses travaux sur la cure radicale de l'empyème frontal et maxillaire », fait briller l'École française à côté de ses devancières d'Allemagne, d'Angleterre et d'Amérique.

En 1750, Runge aurait pratiqué le curettage de la muqueuse du sinus et le tamponnement par la plaie, ce qui laissa une cicatrice profonde.

En 1773, Richter emploie la voie fronto-orbitaire pour opérer une sinusite, ouvrant le S. par son prolongement orbitaire ; Schütz, en 1812, emploie la même voie.

Le procédé qui consiste à trépaner la paroi antérieure a été employé par Beer dès 1817 : il perfore la paroi antérieure et explore le sinus avec une sonde.

En 1838, Riberi, d'après Steiner (1), met à exécution pour la première fois le drainage fronto-nasal après avoir trépané la lame papyracée de l'ethmoïde en faisant sauter à la gouge et au maillet les cellules ethmoïdales antérieures ; il fut suivi par Otto, Mac Naughton, Peyron, Kocher ; d'autres employèrent le trocart.

En 1884, Ogston fait la trépanation de la paroi antérieure, le curettage du sinus et du canal, l'élargissement de celui-ci, le drainage fronto-nasal et la suture de la plaie; mais il fait une incision verticale, médiane et trépane systématiquement sur la ligne médiane afin de toujours ouvrir les 2 sinus.

Nebinger (1) pratique l'ouverture du sinus par la paroi antérieure, le curettage de la membrane pituitaire du sinus et du canal naso-frontal avec drainage externe : son incision s'étend de la suture naso-frontale à l'échancrure sus-orbitaire. Si, après la trépanation, le sinus exploré est reconnu grand, il conseille une incision le long de la veine frontale et l'ablation complète de la paroi antérieure. Si le S. F. du côté opposé est malade, il propose une nouvelle incision sourcilière répondant à ce côté. Enfin, s'il est nécessaire, il dilate, il élargit le canal pour favoriser l'évacuation du pus tout en pratiquant le drainage externe.

En 1890-1891, Panas et Guillemain préconisent la voie orbitaire, et en 1893, Jansen, grand partisan de cette voie, recommande de respecter le rebord orbitaire à moins que le sinus ne soit trop grand.

En 1891, in *Archiv. d'ophtal.*, Guillemain, après avoir dit les avantages de la voie orbitaire, ne déconseille pas la trépanation de la paroi antérieure. « L'os mis à nu, il faut pratiquer une couronne de trépan d'un centimètre de diamètre sur la partie la plus déclive de la paroi antérieure, en plein rebord orbitaire. En agissant plus haut, on s'ex-

(1) In Praun, 1890 et Lothrop, 1899.

poserait, si le sinus était petit, à un accident grave, l'ouverture de la cavité crânienne ». Il recommande, de toutes façons, le drainage fronto-nasal qu'il trouve supérieur au drainage direct.

Montaz qui réclame la priorité de la trépanation frontale opère sur la bosse nasale exactement en suivant une ligne horizontale tangente à l'arcade orbitaire ; l'orifice est pratiqué sur la ligne médiane de telle façon qu'on ouvre les 2 sinus... On se rend un compte exact de l'état de la paroi postérieure et on agit sur elle, si c'est nécessaire. Enfin, le cathétérisme rétrograde des 2 canaux est extrêmement facile... Le complément indispensable est le passage d'un ou deux drains par les F. N. On ne les supprime que progressivement en laissant oblitérer l'orifice de trépanation (Grenoble 1891).

En 1892, Mayo Collier fait une incision verticale et médiane pouvant atteindre 4 centimètres 1/2 sur la racine du nez. Il trépane à droite et à gauche de la ligne médiane ; il panse par la plaie qu'il ne ferme pas, après avoir sondé le canal naso-frontal ; en 1893, il conseille d'élargir ce canal pour essayer de drainer la cavité des S. par un drain fronto-nasal.

Il n'existait pas encore de méthode dans le traitement des sinusites ; c'est ainsi qu'en mai 1893 à la *Soc. Franç. d'otologie*... Lacoarret, rapporteur sur le traitement des suppurations du S. F., préconise : *a*) le cathétérisme (possible, dit-il, dans 30 pour 100 des cas) (toujours forcé d'après Sieur et Jacob) ; *b*) le procédé endonasal de Schœffer, aujourd'hui condamné par tous les spécialistes ; *c*) et, en dernier lieu, la trépanation par voie externe qui trouve, selon lui, peu d'applications ; tandis que Moure s'élève contre cette tendance trop marquée à la voie endonasale où l'on agit à l'aveuglette.

Müller, à la *Soc. Imp. Méd.*, Vienne, novembre 1894, rejette le cathétérisme, « il est préférable, selon la pratique de Fuchs, d'ouvrir le sinus, de cathétériser de haut en bas, de réséquer tout le revêtement muqueux du S. Vu la faiblesse de la paroi postérieure, Müller conseille de ne faire l'ablation que dans la partie inférieure de la paroi osseuse ; il propose les greffes de Thiersch pour recouvrir l'orifice.

En l'année 1894, le 16 juin, dans la *Semaine médicale*, le Dr Luc publiait : « Considérant que la rigidité des parois des cavités osseuses suppurantes et l'impossibilité de combler l'intervalle qui les sépare constituent le plus grand obstacle à la guérison, j'eus l'idée de réséquer complètement la paroi antérieure du sinus... Cela fait, il y avait à choisir entre deux lignes de conduite : ou bien appliquer fortement la peau sur la paroi profonde du sinus au moyen d'un pansement compressif après réunion immédiate de la plaie, ou bien pratiquer un tamponnement de moins en moins profond du foyer osseux avec de la gaze iodoformée, de façon à n'obtenir que progressivement le comblement de la cavité du sinus. La première méthode était évidemment bien plus séduisante, mais je n'osai la mettre en exécution, craignant que le canal fronto-nasal ne constituât un élément d'évacuation insuffisant pour le pus et m'imaginant, d'autre part, qu'il n'était pas sans danger de laisser une aussi large brèche osseuse non protégée par un tamponnement antiseptique contre la pénétration des germes provenant de la cavité nasale (opération le 28 novembre 1893)... J'étais bien décidé à faire suivre toute ouverture d'un empyème frontal de l'ouverture simultanée du front vers le nez, des cellules ethmoïdales... (pour) obtenir ainsi une large communication entre le foyer frontal et la cavité nasale correspondante, communication favorable à l'écoulement du pus et pouvant peut-être permettre *la fermeture précoce de la plaie du front.* » A propos de cette observation, Luc, dans le cours de l'article, écrit cette phrase : « Je renouvelai, au bout de quelques mois, mon intervention. Cette fois, la paroi antérieure du S. F. fut complètement réséquée et la cavité supprimée par *le fait de l'application du tégument à sa paroi profonde.* Le combat n'allait-il pas cesser faute de combattants ? Je comptais malheureusement sans les cellules ethmoïdales... »

Pour une deuxième observation, Luc écrit : « L'exploration au stylet m'ayant révélé des dimensions considérables du sinus frontal, je ne pouvais songer à pratiquer, comme chez la malade précédente, la résection de la totalité de la table externe de l'os (chez une jeune fille de 16 ans) (par l'étendue des fongosités), je fus amené à faire sauter la partie interne du rebord orbitaire, à ouvrir les cellules ethmoïdales au point de défoncer complètement la paroi externe de la cavité nasale au niveau des méats moyen et supérieur, et d'établir ainsi une large communication entre la fosse nasale et le sinus... Plaie laissée largement ouverte (12 février). Le 20 février, afin d'éviter une défiguration ultérieure trop considérable, je songe à fermer dès lors la plaie et à opérer le drainage du foyer par la cavité nasale... Je ne doute pas que s'il m'eût été donné d'intervenir plus tôt, avant que les fongosités n'envahissent l'orbite et la face profonde de la peau palpébrale, j'eusse pu obtenir la réunion de la plaie par première intention, après introduction d'un drain plongeant par la fosse nasale jusque dans le foyer ethmoïdo-frontal et réaliser une guérison beaucoup plus rapide et non accompagnée de défiguration. »

Enfin nous terminerons cette longue et intéressante citation par la partie la plus importante à notre avis dans la question qui nous occupe, que nous rapportons littéralement :

« Les dimensions à donner à l'ouverture osseuse dépendront de l'ancienneté des lésions. Cette ouverture devra être très large, si le foyer est tapissé de fongosités, afin que le nettoyage de ces dernières puisse être absolument complet et suivi d'une cautérisation de toute l'étendue des surfaces suppurantes. On augmente même considérablement les chances de guérison radicale en *supprimant la totalité de la paroi antérieure* du sinus et par suite la cavité même du S., mesure à laquelle on n'hésitera pas à recourir quand on aura affaire à un S. peu développé et quand le sexe et l'âge du sujet diminueront l'importance de la défiguration consécutive.

Dans tous les cas, l'ouverture du S. F. doit être suivie de celle des cellules ethmoïdales et, du même coup, de la création d'une large brèche de communication entre le foyer fronto-ethmoïdal et la fosse nasale correspondante. Une fois le drainage du foyer assuré au moyen d'un gros drain introduit par la cavité nasale jusqu'au fond du sinus F., à travers la brèche susmentionnée, on peut suturer immédiatement la plaie et il y a même tout intérêt à le faire : on diminue ainsi considérablement la durée du travail de réparation qui, dans ces conditions ne se trouve pas compliqué par le voisinage d'une plaie cutanée suppurante et l'on réalise en outre l'avantage de réduire la défiguration ultérieure au minimum. » *Sem. Méd.*, 16 juin 1894.

Dans ses leçons de chirurgie (1) à la Faculté de médecine de Paris, Terrier, en 1894-1895, conseille le procédé suivant : une incision courbe de 35 millimètres au-dessous du sourcil se réunissant à une incision médiane verticale sur la racine du nez, de 25 millimètres de hauteur, le lambeau sera cutanéo-périostique en ayant soin de ne pas léser le nerf frontal interne et l'artère qui seront rejetés en dehors. Diriger une couronne de trépan d'un centimètre de diamètre sur la partie la plus déclive de la paroi antérieure ; ou ce qui est préférable employer la gouge et le maillet. Une fois l'os enlevé, la muqueuse peut être intacte et il est nécessaire parfois de l'exciser après l'avoir saisie avec une pince à griffes. Terrier recommande une large ouverture du sinus avec même l'ablation des cellules ethmoïdales ; les téguments sont suturés entièrement sauf en un point pour le passage du drain (2).

(1) Publiées in Chirurgie de la face, Terrier, Guillemain, Malherbe.

(2) M. Terrier dans la dernière opération qu'il a pratiquée sur le S. F. a réséqué les parois antérieure et inférieure, drainé par la plaie et les fosses nasales. (Communicat. orale.)

En 1895, Luc expose à Londres son procédé de cure radicale dénommé actuellement à tort Ogston-Luc (1) ; et aucun spécialiste ne connaît la publication antérieure d'Ogston ; et si Luc n'a pas été le premier à employer les temps principaux de la méthode qu'il a si bien réglée, à lui revient le mérite d'avoir énergiquement défendu ce procédé de cure radicale qui présente tant d'avantages, à qui l'on doit de si nombreuses guérisons.

En 1895 paraît l'ouvrage très important de Kuhnt sur les suppurations des sinus frontaux (Wiesbaden, préface de septembre 1894). Page 198, cet auteur écrit : « Après la perforation et l'écoulement du pus, d'après l'aspect de la muqueuse, je sonde le canal naso-frontal, et je mets un drain, ou j'établis une nouvelle communication avec les F. N. » Il fait remarquer combien il est important de dénuder, gratter toute la muqueuse du sinus. D'après lui l'observation n° III lui donne la meilleure occasion de décrire une nouvelle méthode : *l'ablation de toute la paroi* antérieure du sinus et de toute la muqueuse malade aussi de la partie supérieure du conduit N. F. — « eine neue Methode, nämlich die prinzipielle Wegnahme der ganzen vorderen Sinuswand und der gesamten kranken Schleimhaut auch des oberen Teiles des Can. N. F. », page 203.

Un deuxième procédé (Obs. XIII et XIV) consiste à détruire « nichtnur die untere (2), sondern auch die vor-

(1) *The British laryngological... association*, 25 juillet 1895. Ogston ouvrait les 2 S. systématiquement, trépanant sur la ligne médiane, d'après Lothrop.

(2) Par paroi inférieure, Kuhnt entend la partie orbitaire de la paroi in-

dere Knochenwand samt Schleimhaut » (p. 293) ; trad.: non seulement la paroi inférieure (1) mais aussi la paroi antérieure ainsi que la muqueuse ».

« S'il n'existe pas de communication avec les cellules « simultanément malades du labyrinthe ethmoïdal, ce « qui en nécessiterait un évidement, je ne fais que le « nettoyage du conduit avec une curette tranchante « dans sa partie la plus supérieure. Je ne recherche pas « le curettage complet de la partie inférieure parce que « à mon avis le drainage de toute la cavité opératoire « se fait mieux par dehors que par la cavité nasale, « rempli de micro-organismes. »

« La fin de l'opération consiste dans la manière dont « est réunie toute l'incision verticale, et l'incision hori- « zontale jusqu'à un endroit pour le passage d'un fort « tube à drainage. Pour le placement des points de su- « ture, il faut prendre largement le tégument et le « périoste et éverser la peau le plus possible. Le meilleur

---

férieure ; ce deuxième procédé est une combinaison de celui de Janson avec le sien ; il l'emploie pour les sinus rudimentaires, petits et plats.

(1) M. Kuhnt a bien voulu nous donner les renseignements suivants : « Ma méthode d'opération radicale de l'empyème du sinus frontal a été exposée dans une communication du 5 mars 1894 à la Société de médecine scientifique de Königsberg... Ma méthode a été incidemment publiée dans une dissertation que M. le Dr Gosse a écrite et qui parut le 13 juillet 1894. »

Dans cette dissertation que nous avons pu lire grâce à l'amabilité de M. le Pr Kuhnt, nous avons trouvé la description sommaire du procédé dit de Kuhnt avec cette particularité que le premier temps de l'opération est semblable à ce que nous proposons sous le nom de trépanation exploratrice ; après lequel on fait un lambeau triangulaire cutanéo-périostique... ; on y lit : « La méthode recommandée par Kuhnt fut essayée par lui dans 15 opérations faites depuis 1890 ; ... dans quelques-unes, l'empyème combiné fut traité dans la même séance. »

« endroit pour placer le drain, vu l'esthétique ultérieure, « est la tête du sourcil », p. 211.

Czerny la même année décrit un procédé ostéoplastique qu'il a employé pour une sinusite frontale : l'incision à convexité inférieure, au-dessus de la glabelle, circonscrit un lambeau cutanéo-périostique dont la base se trouve au milieu du front; la section de l'os au ciseau est faite suivant l'incision tégumentaire, et la paroi antérieure du sinus est soulevée en haut avec le lambeau cutanéo-périostique, le tout ensemble; la voie frontonasale élargie, un petit drain y est engagé, fixé par un fil, en haut, à la peau. Le volet cutanéo-osseux est rapporté, et fixé par 6 points de suture. — Malheureusement, Czerny eut un insuccès qu'il attribua à une sinusite frontale gauche méconnue.

Tilley, en 1896, conseille de trépaner la paroi antérieure, et préfère une incision médiane verticale aidée parfois d'une incision sourcilière, à cette dernière faite en premier lieu, il emploie le drainage fronto-nasal.

Milligan, en 1897, rapporte deux cas de guérison après intervention, suivant la méthode Ogston-Luc, pour sinusite unilatérale, un insuccès pour une sinusite bilatérale (procédé Mayo-Collier), il se propose de transformer les 2 sinus en une cavité et de chercher l'épidermisation consécutive.

Tilley (1) adopte l'incision sourcilière : « Elle ne laisse qu'une cicatrice inappréciable et cependant des auteurs compétents recommandent l'incision médiane

---

(1) *Soc. laryng.* Londres, janvier 1898.

dans tous les cas, indifféremment, qu'il s'agisse d'une affection uni ou bilatérale. »

Wagget à la même Société rapporte un cas de guérison (procédé Ogston-Luc) de sinusite de plusieurs années (lavages par le drain qui fut enlevé le 30e jour).

Gerber, de Königsberg, rapporte une observation où les lésions l'obligèrent à faire un Kühnt bilatéral (incision médiane, tamponnement à la gaze iodoformée du foyer osseux), les parois antérieures et latérales n'existant plus.

Röpke traite les empyèmes du S. F. de la façon suivante : après avoir réséqué la partie antérieure du cornet moyen et curetté le méat moyen sans amélioration, après une trépanation exploratrice, l'auteur emploie le Kuhnt et curette toujours les cellules ethmoïdales, se créant à travers le plancher du sinus une voie jusque dans les F. N. — tamponnement à la gaze iodoformée (incision en croix, horizontale du sommet d'un sourcil à celui du côté opposé, verticale médiane et perpendiculaire sur la première, — enlèvement de la partie proéminente de l'apophyse nasale du F.).— La suture des deux incisions est faite sauf au sommet du sourcil pour laisser passer la mèche qu'on enlève le 3e ou le 4e jour. Guérison complète sur 12 cas (dont 6 bilatéraux) en 10 à 14 jours (cas favorables), 6 semaines (cas défavorables), sauf chez un malade scrofuleux qui garde une fistule après 3 mois — Plus tard, en août 1899, au congrès britannique de Portsmouth, Röpke présente une statistique de 25 malades traités dont 13 pour sinusite unilatérale, 12 pour sinusite bilatérale; tous avec guérison et 2 avec une déformation considérable.

En avril 1898, au congrès allemand de chirurgie, Barth de Dantzig s'exprime à peu près en ces termes : la trépanation ostéoplastique du S. F. selon le procédé de Czerny et Küster avec drainage consécutif dans les F. N., supérieure aux autres méthodes, est souvent une méthode longue à amener la guérison (obstruction du drain trop étroit). Si Kuhnt et Herzfeld ont abandonné de parti pris le drainage par les F. N., il n'est pas de cet avis. Son procédé consiste en : une incision cutanée de 2 centimètres 1/2 le long de la racine du nez, une trépanation des os propres du nez et des apophyses nasales du frontal, un curettage du S. F. et du conduit qu'on élargit. Ce procédé permet très facilement le curettage des cellules ethmoïdales, mène infailliblement dans le S., permet l'ouverture du sinus opposé. Sur deux cas le premier fut drainé par la plaie, dans le deuxième la plaie fut réunie par première intention, drain nasal supprimé en quelques jours.

Braun de Göttingue trouve trop compliquée la manière de faire de Barth et préfère le Kuhnt moins élégant, plus sûr dans les résultats (même Congrès).

Dundas-Grant (*Soc. laryng.*, Londres, avril 1898), emploie la méthode Ogston-Luc ; auparavant cet auteur conseillait l'opération externe mais s'abstenait de curetter l'ouverture donnant dans les fosses nasales ; il passait simplement un petit tube de caoutchouc monté sur un fil de fer.

Au *Congrès de Moscou*, août 1898, Golovine rapporte que, dans 12 cas, il a employé le procédé ostéoplastique de Czerny avec des modifications importantes :

Double incision, horizontale au-dessus de l'arc sourcilier, verticale partant de l'extrémité interne de la première (lambeau cutané angulaire); incision du périoste en arc à sommet supérieur et suivant cette dernière, ablation d'un lambeau osseux; cicatrice non déprimée par l'absence de coïncidence des incisions cutanée et osseuse (cautérisation à la vapeur), 12 succès avec bon résultat esthétique.

Moure expose le procédé d'Ogston-Luc qu'il recommande, il supprime le drain de bonne heure(5^e-6e jour), ne fait pas d'injections (depuis, Moure a même supprimé complètement le drain dans cette opération). En présence de lésions bilatérales, il emploie un Luc bilatéral avec l'incision en ⊥ de Mayo-Collier. « J'avoue même que, sauf exception, je recommanderai deux incisions sourcilières séparées. » Pour les formes fistuleuses, il emploie le même procédé ; la déformation est plus fréquente vu les lésions.

Kuhnt depuis sa monographie a opéré 12 cas avec sa méthode. « Les méthodes ostéoplastiques pourraient être acceptées pour quelques cas, mais la méthode régulière est celle qui enlève la paroi antérieure. »

Le 2 mai 1898, Luc, à la *Société française d'otologie,* présente une statistique de 20 cas d'empyème chronique du sinus maxillaire, dont 9 sont compliqués de sinusite frontale suppurée du même côté ; bilatérales dans deux cas.

Dans deux de ces observations, Luc a enlevé la table antérieure des 2 sinus sur une surface dépassant celle d'une pièce de 5 francs et a fermé entièrement la plaie après avoir établi le drainage fronto-nasal par un drain à cheval par sa partie moyenne (creusée d'une ouverture latérale) sur le moignon de la cloison intrasinusienne et ressortant inférieurement par chaque narine. (Voir les observations I et II plus loin.)

L'observation IV montre que la résection de toute la lame antérieure du frontal a pu être exigée pour obtenir une guérison radicale.

Molinié, in *Marseille méd.*, 1898, publie un cas de sinusite frontale fistuleuse qu'il a guérie après deux interventions ; dans la 2e, il fit un large drainage du sinus frontal par la voie nasale (méthode Luc) ; l'opération simultanée d'un empyème maxillaire en amena la guérison.

Hinkel (1), ouvre le sinus, curette les parois, introduit une mèche de gaze iodoformée jusque dans les fosses nasales et suture à la soie toute la plaie.

Walker Downie (2), sur 5 malades atteints de sinusite frontale chronique, a pratiqué l'opération d'Ogston-Luc, remplaçant le drain par un tamponnement à la gaze au cyanure d'Hg, la mèche sortant par la narine. Réunion par première intention ; mèche enlevée au bout de 8-15 jours ; 1 cas de récidive, traité en laissant une ouverture frontale, laissa une fistule.

Pfingst emploie le procédé d'Ogston-Luc avec drainage fronto-nasal (*Laryngoscope*, 1899).

Meyjès (3) a opéré 12 malades. Son procédé est celui

(1) *Assoc. laryng. Amer.* Chicago, mai 1899.
(2) *Glasgow med. Journ.*, mai 1899.
(3) In *Monats. f. Ohrenh.*, sept.-oct. 1899.

de Luc, avec cette différence qu'il tamponne à la gaze iodoformée, tout en refermant la plaie.

Moll(1), au contraire, trouve ce procédé insuffisant, se félicite des résultats obtenus par le procédé de Kuhnt.

Dans les *Annales* de Lermoyez, 1899, Lubet-Barbon et Furet publient une statistique de 39 observations de sinusites chroniques dont 41 empyèmes maxillaires et 11 empyèmes frontaux ; sur ces sinusites frontales, aucune n'était isolée, toujours il existait une S. maxillaire ; toutes ont été opérées suivant le procédé d'Ogston-Luc ; les 8 dernières n'ont pas été drainées par un tube de caoutchouc, toutes ont guéri sans récidive, sauf une, où il n'a pas été fait de large communication fronto-nasale malgré une intervention bilatérale (Obs. XIX) (communication orale de M. Furet).

Dans l'ouvrage très documenté de Lothrop de Boston nous avons remarqué que cet auteur, en cas d'oblitération du sinus frontal, préférait le plus souvent rétablir la voie naturelle, la voie fronto-nasale; d'après lui dans le traitement des sinusites, si les sinus sont de grandes dimensions, chercher l'oblitération est souvent très difficile et la défiguration est constante... « En général, il est préférable de faire le drainage fronto-nasal, c'est le secret du succès. » Il recommande fort de réséquer la totalité du plancher nasal et de détruire toutes les cloisons des cellules ethmoïdales qui compliquent le plus souvent les sinusites frontales.

L'auteur emploie la voie antérieure mais il semble

(1) In *Monats. f. Ohrenh.*, sept.-oct. 1899.

préconiser la trépanation par la paroi inférieure en cas de complications orbitaires. Il décrit et propose un procédé ostéoplastique qu'il n'a exécuté, il est vrai, que sur le cadavre. Après une incision très courbe à concavité dirigée en bas et en dehors, partant de la racine du nez et se terminant au-dessus de l'échancrure sus-orbitaire après avoir fait à la paroi antérieure un petit orifice qui permet d'explorer la cavité, l'auteur pratique l'incision de l'os parallèlement à l'incision cutanée ; à l'extrémité interne, on entamera profondément l'os frontal jusqu'à la suture fronto-nasale ; et à l'extrémité externe on agira de même pour atteindre en bas et en arrière la paroi orbitaire de l'os frontal. Il sera facile de faire sauter le lambeau osseux pour obtenir la fracture au niveau de la paroi mince orbitaire du sinus frontal, tout contre le rebord orbitaire ; après le curettage, le nettoyage du sinus, on remettra en place le lambeau osseux, et on fera les sutures.

Ce procédé ostéoplastique nous semble compliqué, difficile à réaliser, et réellement nous ne voyons pas l'utilité de risquer en cas d'échec un tel délabrement, sans compter les troubles fonctionnels de l'appareil lacrymal, des muscles palpébraux et grand oblique, consécutifs à la mobilisation de ce grand lambeau osseux.

Il n'est pas nécessaire de chercher à avoir un lambeau ostéo-cutané puisqu'il existe une paroi postérieure protégeant suffisamment le cerveau ; en outre les procédés ostéoplastiques conviennent peu d'une façon générale dans ces opérations de cavités suppurantes.

Au Congrès de Portsmouth tenu en août 1899 par

l'*Assoc. Med. Brit.*, le diagnostic et le traitement de l'empyème chronique des sinus frontaux ont été traités par MM. Symonds et Moure, rapporteurs. M. Symonds ne conclut nullement en faveur de l'un des procédés : Ogston-Luc ou Kuhnt. « Quand le traitement intranasal échoue, il suffit souvent, après avoir ouvert le sinus frontal, de faire disparaître le pus, d'insuffler de l'iodoforme et de fermer la plaie sans dilater le canal fronto-nasal. Après suture de la plaie, on lave le sinus frontal par le nez ; lorsque cette voie est impraticable, on maintient la plaie béante au moyen d'une canule d'argent ou d'aluminium à travers laquelle on fait des lavages ».

Moure conclut au contraire : « Que si l'on veut pratiquer la cure radicale de la sinusite frontale, on aura recours à la voie externe, soit par les procédés de Kuhnt ou de Jansen, soit mieux encore par celui de Ogston-Luc. Ce dernier seul, si l'on a bien curetté le sinus et si l'on a eu soin de supprimer toute cause d'infection périphérique, réalise à mon sens le procédé idéal de la cure radicale de la sinusite frontale. Une fois le sinus ouvert et parfaitement asepsié, la communication fronto-nasale étant largement établie, il sera inutile de placer un drain dans ce canal, de même il faudra s'abstenir autant que possible de tout lavage ultérieur qui pourrait avoir l'inconvénient d'infecter à nouveau la cavité curettée. Ce procédé s'appliquera non seulement aux sinusites fongueuses chroniques simples, mais aussi aux formes osseuses avec trajet fistuleux externe ou même intracrânien. »

Tilley recommande un procédé intermédiaire au

procédé de Luc et de Kuhnt: enlèvement de la paroi antérieure, de façon que les parties molles puissent être appliquées exactement et remplir la cavité ; dilatation du canal naso-frontal jusqu'à ce qu'on puisse introduire l'extrémité de l'index dans l'orifice ; curettage, cautérisation et drainage ; occlusion de la plaie cutanée. Il préfère deux incisions sourcilières, en cas de bilatéralité.

Au Congrès de Paris (1900), Taptas décrit un procédé un peu distinct du procédé de Luc. Il fait deux incisions sourcilières qui se rejoignent sur la racine du nez. Après trépanation de la paroi antérieure vers la ligne médiane, il prolonge la brèche en bas, réséquant le bord inférieur de l'orifice, une partie de la branche montante du maxillaire supérieur et une partie du bord externe de l'os nasal, de manière à former une fente perpendiculairement allongée qui permettra de nettoyer le sinus frontal et les cellules ethmoïdales. En enlevant le rebord frontal, on a ainsi une large communication fronto-nasale.

A ce même Congrès, MM. Stanculéanu et Baup ont fait une étude sur la bactériologie des empyèmes du sinus de la face, et ont donné cette déduction thérapeutique. « Le traitement de l'empyème frontal par la méthode de Kuhnt qui fait disparaître le sinus frontal et transforme sa cavité en une masse fibreuse empêchant ainsi toute réinfection nous a paru donner de meilleurs résultats que la méthode d'Ogston-Luc dans laquelle la réinfection par le nez peut se faire facilement ; et pour peu que la communication avec le nez soit interrompue, par suite de la rétention, un nouvel empyème se reproduit ».

L'exposé historique que nous venons de faire nous met en présence de quatre méthodes principales :

1° Trépanation de la paroi orbitaire avec ou sans drainage externe = Guillemain-Jansen ;

2° Trépanation de la paroi antérieure, élargissement de la voie fronto-nasale, drainage par cette voie naturelle, fermeture immédiate de toute la plaie cutanée = Luc (1) ; — par ces deux procédés, on peut n'opérer qu'un seul sinus, ou traiter les deux sinus séparément, en respectant sur la ligne médiane, les téguments et la table antérieure du frontal ;

3° Résection de la paroi antérieure, obstruction de la voie fronto-nasale, drainage externe, application absolue des téguments à la paroi profonde = Kuhnt; — ce troisième procédé permet d'opérer un seul sinus, ou de traiter les deux sinus à la fois ; Kuhnt a décrit un 2e procédé personnel qui consiste dans la résection de la paroi orbitaire, suivie de celle de la paroi antérieure avec drainage dans l'angle interne et supérieur de l'orbite (Obs. XIII et XIV de Kuhnt).

4° Résection bilatérale de la table antérieure et effondrement de tout le plancher nasal en respectant la paroi orbitaire, avec double drainage fronto-nasal, et fermeture immédiate de toute la plaie cutanée = Luc-Kuhnt.

Nous proposons d'appeler ce dernier procédé Luc-

(1) Nous ne disons pas Ogston-Luc, ce dernier procédé diffère de celui de Luc en ce qu'il consiste dans une trépanation sur la ligne médiane, après une incision verticale de façon à ouvrir systématiquement les deux sinus.

Kuhnt ; si la première publication relatant le traitement des sinusites frontales par la résection de la paroi antérieure appartient à Luc (16 juin 1894, in *Semaine Médicale*), à Kuhnt revient le mérite de préconiser systématiquement la résection de toute la paroi antérieure du sinus ; enfin ce procédé diffère du précédent parce que les deux sinus sont ouverts systématiquement et qu'on effectue toujours le double drainage fronto-nasal après fermeture complète de la plaie (1).

Nous ne parlerons pas des procédés Guillemain-Jansen, et Kuhnt. Le premier n'ouvre pas le sinus en sa partie la plus déclive, ne permet pas de se rendre compte facilement de l'état de la paroi postérieure et de la cloison intersinusienne, rend très difficile le cathétérisme et le drainage fronto-nasal ; et horrible la déformation qui rappelle l'œil excavé du cadavre, sans compter les troubles de diplopie par suite de la lésion de la poulie du grand oblique, et de ptosis.

Le deuxième : 1° nécessite un drainage par la voie externe et nous considérons les micro-organismes extérieurs aussi nuisibles que ceux des fosses nasales où peut agir le mucus microbicide de la muqueuse pituitaire ;

2° Amène une défiguration asymétrique plus saillante, plus irrégulière que le procédé que nous appelons Luc-Kuhnt ; pour accoler les téguments externes, on

(1) On évite ainsi l'établissement d'un orifice fistuleux qui quelquefois demande des mois pour se fermer et expose à des douleurs, à des complications érysipélateuses, crâniofaciales plus ou moins graves dues à des infections secondaires à streptocoques (d'après Panas, Congrès 1900, Paris).

se trouve souvent obligé de sacrifier le rebord orbitaire dans sa partie interne alors que les lésions ne le commandent pas, car il est indispensable de faire disparaître la plus petite cavité.

3° En cas de prolongements orbitaires développés, ce procédé ne peut être employé à moins de sacrifier toute la voûte orbitaire (1), ou de s'exposer à des récidives dangereuses par rétention inévitable ;

4° Il ne permet pas d'atteindre systématiquement les cellules ethmoïdales antérieures presque toujours malades (2) (Jansen, Luc, Strazza, Röpke, Hajek, Moure, Lothrop).

---

(1) Nous avons vu ce cas dernièrement dans le service de M. Lermoyez. (1 Kuhnt opéré à l'Hôtel-Dieu, récidive opérée par M. Laurens qui résèque *complètement* la voûte orbitaire).

(2) Kuhnt s'oppose absolument à établir la moindre communication entre le sinus frontal et la fosse nasale correspondante ; il préfère drainer dans certains cas par l'orbite.

DE L'INTERVENTION

Avant d'exposer la technique de Luc nous devons établir les indications de l'intervention radicale dans le traitement des empyèmes frontaux.

L'indication est formelle :

1° En présence d'un empyème fermé, tantôt venant faire saillie au dehors (paroi antérieure, angle supéro-interne de l'orbite), tantôt s'accompagnant de troubles oculaires, cérébraux ;

2° Pour un empyème dit latent avec ces mêmes troubles ;

3° En présence de signes de rétention : douleur à la pression, élargissement de la racine du nez, céphalée intense ;

4° Pour les formes osseuses, fistuleuses.

Bien que, d'après M. Panas (congrès, Paris, 1900), on doive même dans les sinusites chroniques à contenu muqueux préférer au cathétérisme rétrograde l'opération d'Ogston-Luc, présentant moins de gravité et offrant toute certitude, l'intervention est encore très discutée pour un empyème caractérisé simplement par quelques malaises, un peu de céphalée, un écoulement de pus, contre lequel aurait échoué le traitement endonasal : lavages, résection du cornet moyen, cathétérisme facile (?).

En ce cas, est-elle injustifiée ? est-ce une opération inutile, non nécessaire, dictée seulement par le désir d'un malade qui ne veut plus moucher du pus ? est-ce une opération de complaisance ?

Les complications de voisinage si dangereuses, qui peuvent survenir, ne nous permettent pas de le penser.

Étant donnée la rareté relative des sinusites frontales, les terminaisons mortelles en cas de non-intervention sont encore assez fréquentes.

Les travaux de Rafin sur les complications intracrâniennes des sinusites suppurées, de Dreyfus de Strasbourg, qui présente 19 cas mortels dont 14 appartiennent à des suppurations chroniques, 5 seulement à des sinusites ayant présenté une allure aiguë, les cas rapportés par Spencer (1), Denker (2), Werthein (3), Linden, les statistiques de mort par empyème frontal citées par Kœbel (4) (il fait remarquer que, dans la plupart des cas, le canal naso-frontal était largement ouvert, ce qui montre que la cause n'était pas l'obstruction de ce canal malgré l'avis contraire d'Hajek), tous ces travaux ne nous permettent

---

(1) *Soc. laryng.* Londres, févr. 1897. Inflammat. septiq. de l'œil avec perte de la vue.

(2) Abcès du lobe frontal et extradural de la région frontale. *Arch. f. laryng.*, X, 3, 1900.

(3) D'après des autopsies rapporte 6 cas de propagation de la suppuration du S. F. à la cavité crânienne. *Arch. f. laryng.*, 1900, XI, p. 169.

(4) Rappelle entre autres 5 cas de mort par abcès intradural sur 17 cas de Kuhnt. *Beiträge für klin. chir.*, Band XXV, Heft 2.

pas de considérer les sinusites frontales comme une affection bénigne. « Cette bénignité est certainement « bien moindre qu'on ne le suppose en général et je ne « doute pas que le jour où l'attention des médecins sera « plus sérieusement appelée de ce côté, on ne découvre « là l'origine d'une série d'infections la plupart du temps « ignorées quant à leur cause primordiale » (Moure, Moscou, 1898) (telles méningites soi-disant tuberculeuses).

« Les sinusites sont pour l'organisme une cause de « déchéance susceptible d'entraîner de graves inconvé- « nients, c'est-à-dire tous les désordres d'une suppura- « tion prolongée (Moure). »

Le pus n'est qu'en petite quantité éliminé par la voie nasale, la plus grande partie est absorbée par le tube digestif ou l'appareil respiratoire, la nuit principalement, et c'est ainsi qu'il existe des troubles gastro-intestinaux, et des complications broncho-pulmonaires, fréquemment légères, parfois graves. « En dirigeant un traitement actif contre elles, on fait de la prophylaxie non seulement des affections pulmonaires et gastriques, mais encore de toutes les maladies infectieuses en général, on supprime une cause active d'affaiblissement de l'organisme (Brindel). »

Enfin la présence de la suppuration d'une autre cavité accessoire des fosses nasales, sinus sphénoïdal, cellules ethmoïdales et sinus maxillaire surtout, doit commander l'intervention, quand les traitements par la voie endonasale n'ont donné aucune amélioration.

Dans ces derniers cas, le traitement opératoire est dirigé de la même façon par la plupart des auteurs : chercher à opérer les foyers en une même séance autant qu'il est possible ; dans l'empyème fronto-maxillaire, Lubet-Barbon et Furet suivent la conduite de Luc qui opère en premier lieu le sinus maxillaire, le tamponne et avant de fermer la plaie gingivale, traite complètement le sinus frontal ; celui-ci terminé, il fait un deuxième tamponnement du sinus maxillaire, le premier ayant servi à assurer une excellente hémostase, puis on suture la plaie gingivale. Moure préfère traiter le sinus frontal en premier ; mais tous sont d'avis de considérer les deux temps de cette double intervention comme deux opérations séparées, nécessitant une nouvelle stérilisation des instruments et des mains de l'opérateur.

Des travaux de Stanculéanu et Baup, on pourrait déduire la conduite chirurgicale suivante : le pus est-il fétide et présente-t-il des microbes anaérobies ? l'infection est d'origine dentaire : le sinus maxillaire a été le premier lésé ; il est donc permis de supposer que la suppuration du sinus frontal pourrait disparaître après la cure radicale de l'empyème maxillaire seul, ce qui pourrait être tenté ; — quand le pus n'est pas fétide et contient des microbes variés des fosses nasales, l'un ou l'autre des sinus peut avoir été infecté le premier, ou ils ont pu être atteints simultanément, et l'infection est d'origine nasale ; et en dehors des cas où le sinus maxillaire peut servir de réservoir au S. F. (Bryan, Luc, Furet, Ortega, Lothrop), on interviendra sur les deux sinus, comme il est dit plus haut.

L'intervention une fois décidée, à quel procédé doit on donner la préférence ? il faut :

Curetter le sinus ;

Faciliter le drainage du S. *par la voie naturelle* pour supprimer le drainage externe qui expose à des trajets fistuleux, et des infections secondaires ;

Avoir le résultat esthétique le meilleur, chercher la guérison au prix d'une trace opératoire invisible.

Le procédé Luc seul permet de satisfaire à tous ces desiderata ; est-il suffisant ? nous pouvons dire que dans la plupart des cas, il amène la guérison, bien que celle-ci ne puisse être garantie d'une façon absolue, la cavité existant toujours ; les statistiques de Luc, Lubet-Barbon et Furet, Moure présentent à ce sujet peu de récidives. Nous avons remarqué que les cas récidivés répondaient à des opérations incomplètes, où l'un des temps avait été négligé ou mis de côté : large brèche fronto-nasale, curettage ethmoïdal (voir les observations II, III et IV).

La nature des lésions (tuberculose) pourrait peut-être aussi expliquer certains insuccès, mais il n'existe aucun travail à ce sujet, Strazza seul nous semble y avoir pensé.

L'étendue des lésions est-elle une contre-indication du procédé de Luc ? nous ne le croyons pas.

Moure s'est élevé très justement contre les grands délabrements que ne redoute pas Laurens en présence des lésions osseuses étendues, de fistules osseuses à travers la partie orbitaire du frontal.

Il cite trois cas où il a pu obtenir une guérison complète malgré une ostéite fongueuse nécrosante, établissant une large communication entre la cavité du nez et le sinus opéré ; réunion par première intention, esthétique parfaite ; — il rapporte entre autres une observation où le malade présentait un trajet fistuleux externe dû à la nécrose de la paroi orbitaire, et de la table interne (crânienne); opéré et guéri depuis 2 ans, il fut traité par le procédé de réunion immédiate sans grands délabrements. (Congrès, Paris 1900).

Ricard d'Alger a employé le procédé Luc dans le cas suivant, malgré les lésions osseuses étendues :

S. F. purulente fermée chez une ozéneuse avec déformation sus-orbitaire droite.

15 *février* 1899. — Ogston-Luc. — Périoste et paroi antérieure, très détériorés, ne peuvent être ruginés. Paroi orbitaire du S. F. trouvée détruite sur 2 centimètres de longueur et $1^{cm},5$ de largeur. Canal naso-frontal oblitéré, est reconstitué. Suture cutanée après chlorure de zinc 1/5 et éther iodoformé. Écoulement cesse le 6e jour. Drain enlevé le 8e jour. Guérison.

12 *mai*. — Guérison persiste.

Une destruction de la paroi orbitaire du S. F. par la suppuration ne contre-indique pas la réunion immédiate de la plaie et le drainage par la voie nasale.

(*Revue Moure*, n° 38, 1900.)

TECHNIQUE OPÉRATOIRE

Avant de faire d'emblée la cure radicale par le procédé de Luc, nous conseillons de commencer toujours par une trépanation exploratrice ; c'est en réalité la première partie du procédé, avec cette seule différence que les dimensions de l'incision cutanée et de la trépanation sont moindres, ce qui, en cas d'erreur de diagnostic toujours possible ou d'anomalie du sinus, permettra le minimum de traces opératoires :

I. — Après le lavage, l'antisepsie de la région orbito-frontale, faire une incision cutanée de un et demi à deux centimètres sur le sourcil rasé au préalable, limitée à la partie la plus interne de la région sourcilière.

II. — Après incision du périoste (1), ruginer sur une petite étendue l'os frontal, trépaner avec une petite gouge plate à un demi centimètre au-dessus du rebord orbitaire, en bas et en dedans, vers le siège supposé du S. F. réduit au minimum, l'orifice ne devant pas dépasser 1 centimètre carré.

III. — Après une trépanation profonde de 5 millimètres sans rencontrer le sinus, faire une incision, continuer la précédente sur la racine du nez où l'on doit

(1) Nous conseillons de faire séparément l'incision du périoste et de ne pas la faire symétriquement à l'incision cutanée, afin d'éviter la coïncidence des cicatrices et leur adhérence.

rouver après trépanation soit le sinus, soit le canal ronto-nasal.

IV. — Le sinus reconnu sain après incision de la muqueuse périostée, fermer l'ouverture que cachera la repousse du sourcil.

Si la trépanation exploratrice montre le sinus malade :

1° Prolonger de suite l'incision de la peau qui sera curviligne à concavité inférieure, empiétant sur le sourcil en dehors, sur la racine du nez en bas et en dedans (1); après incision du périoste qu'on sépare de l'os;

2° Agrandir la trépanation en se tenant sur une ligne parallèle au bord orbitaire et à 1/2 centimètre de ce bord pour donner un orifice de 2 centimètres de diamètre environ (pièce d'un franc), rester éloigné de 5 à 10 millimètre de la ligne médiane (épaisseur du pilier frontal médian, voisinage de la cloison intersinusienne); l'emploi de la pince-gouge sera préférable à la gouge simple, elle permet d'aller vite en besogne et n'expose pas à la lésion de la paroi profonde;

3° Le sinus bien ouvert, faire *le curettage* de toutes les fongosités, explorer soigneusement les angles externe et inféro-postérieur pour ne pas laisser de prolongements externe ou orbitaire remplis de fongosités, chercher à décortiquer la muqueuse ; quelquefois le tissu fongueux, au lieu de se montrer sous l'aspect de granulations exubérantes, est représenté par un énorme épais-

---

(1) L'étendue de l'incision pourra être calculée d'après les dimensions du sinus qu'on devra explorer auparavant par la brèche faite.

sissement de la muqueuse transformée en tissu gris violacé mais à surfaces lisses. Dans ce curettage, il faut éviter de perforer la paroi intersinusienne et la partie orbitaire de la paroi inférieure, et faire le grattage de la paroi profonde crânienne avec beaucoup de minutie et de délicatesse si le stylet ne révèle pas de point d'ostéite, afin d'éviter l'ouverture inutile du diploé dont les veines peuvent s'infecter et faciliter l'infection crânienne. D'après Jacques de Nancy, un écouvillonnage sérieux fait avec une solution forte de chlorure de zinc au cinquième peut même dispenser de gratter à la curette tranchante.

Si le sinus est grand, s'il est nécessaire d'accroître l'ouverture osseuse pour atteindre le fond de l'angle dièdre de jonction des parois sinusiennes, ou de ses prolongements ou pour mieux explorer la paroi crânienne, on fera une incision verticale passant par l'un des plis du front le plus près de la ligne médiane, partant en bas de l'extrémité interne de l'incision sourcilière, limitée en haut par la hauteur du sinus. Après avoir réalisé un lambeau triangulaire, se servir de la pince-gouge pour agrandir la trépanation, guidé par les dimensions, la forme du sinus ou les lésions osseuses.

La cavité sinusale étant bien nette, après un lavage antiseptique, on procédera au *curettage du canal naso-frontal et à son agrandissement* : « Dans les cas d'étroitesse du canal fronto-nasal, on se servira de curettes de plus en plus larges, introduites à son intérieur et auxquelles on imprimera un mouvement de rotation énergique pour en élargir le calibre ; quand cet élargissement a été obtenu, les curettes, introduites dans le canal fronto-nasal, se meuvent aisément à l'extrémité antérieure du méat moyen. J'ai pour habitude à ce moment de me servir d'un de ces instruments, après avoir dirigé son tranchant en haut et en arrière pour défoncer les parois friables des cellules ethmoïdales antérieures, souvent farcies de fongosités, qui, si elle étaient respectées, ne manqueraient pas d'entretenir la suppuration nasale, même après une complète désinfection des sinus frontal et maxillaire. J'ai la conviction que cette manœuvre n'offre aucun danger, le plancher du crâne présentant à ce niveau une épaisseur trop grande pour courir le risque d'être défoncé par l'instrument. Quant à l'orbite on évite d'en perforer la paroi interne en ayant soin de ne pas faire dévier la curette en dehors ; et en admettant même qu'on la lésât, le contenu de cette cavité resterait protégé très suffisamment par la capsule orbitaire (Luc). »

La cautérisation de la surface du sinus et du canal est faite avec une solution de chlorure de zinc au 10e ou 5e, ainsi que celle des cellules ethmoïdales antérieures.

Insufflation de poudre d'iodoforme.

Après ces différents temps opératoires, on terminera :

α) Soit par un tamponnement à la gaze iodoformée, tamponnement fronto-nasal : Bourrer la cavité sinusienne, au moyen d'une seule mèche de gaze iodoformée, suffisamment longue pour que, après avoir complètement rempli la cavité du sinus, elle puisse, par son extrémité libre inférieure, être amenée par le canal frontal jusqu'à l'entrée de la fosse nasale. Pour installer cette mèche, on commence par passer un fort fil de soie, de la fosse nasale dans le sinus, au moyen d'un stylet courbe de Panas, introduit de la cavité sinusienne ouverte dans la fosse nasale jusqu'à ce que son extrémité inférieure ressorte hors de la narine. C'est ce fil qui, tiré ensuite de haut en bas, sert à amener à l'entrée de la narine le bout inférieur de la mèche de gaze, dont la partie supérieure bourre complètement la cavité sinusienne.

β) Soit par le placement d'un drain de caoutchouc légèrement évasé en entonnoir à son extrémité supérieure, disposition qui assure son maintien en place, la partie évasée se trouvant arrêtée à l'entrée du canal fronto-nasal. On se servira pour introduire le drain du stylet courbe de Panas. M. Luc avait abandonné le drain, qu'il remplaçait par le tamponnement fronto-nasal ; actuellement, il donne la préférence au drain de caoutchouc ; Lubet-Barbon et Furet, et Moure ne pratiquent aucun drainage.

La suture de la plaie doit être faite, à notre avis, de la façon suivante :

1° Suture du périoste avec un catgut fin ;

2° Suture de la peau soit au crin de Florence, les points séparés nous semblent préférables au surjet, soit au moyen des attaches métalliques de Michel-Collin, qui laissent une cicatrice à peine perceptible.

Nous insistons sur la suture séparée du périoste et de la peau afin d'éviter, si possible, l'adhérence fibreuse de la peau à la couche périostée, qui amènerait une dépression défigurante et empêcherait d'employer un procédé de réfection plastique dont nous parlerons plus loin.

En cas de sinusite frontale double, on devra ajouter les modifications suivantes au procédé ordinaire :

1° Après deux incisions sourcilières, faites pour la trépanation exploratrice ;

2° Réunion des deux incisions en une incision horizontale ;

3° Si les sinus sont de grandes dimensions, incision verticale médiane, de manière à former un ⊥ ou une + ;

4° Destruction du septum, effondrement de toute la partie nasale du plancher du sinus.

5° Placement d'un drain en V renversé, à cheval sur la partie supérieure de la cloison du nez, après avoir pratiqué une large fenêtre sur le sommet du drain ;

6° Même procédé de suture. Mêmes soins consécutifs. Les résultats obtenus par ce procédé, c'est-à-dire son pouvoir curatif, sont encore très discutés. Lubet-Barbon, Moure, Furet, Molinié en France le préconisent; ils ont eu très peu de récidives. Lermoyez est très pessimiste, et à l'heure présente, fait toujours la résection de la paroi antérieure sans drainage fronto-nasal. Lombard a la même manière de faire.

Luc n'est nullement optimiste, dans les cas de sinusite frontale chronique, pour la trépanation limitée qui ne peut garantir un résultat radical; mais il conseille chaque fois au malade ce procédé, tout en l'avertissant de la possibilité d'une deuxième intervention, qui est toujours défigurante : la résection de la table antérieure du frontal. Il semble illogique, critiquable tout au moins, de tenir ce langage, hésitant en apparence, mais il est opportuniste et conforme à la réalité des faits.

Nous exposons rapidement : α. les signes de guérison : disparition progressive de la suppuration frontale, absence de formation de fongosités, rétraction progressive de la peau vers les parties profondes ;

β. les signes de récidive : persistance puis augmentation de la suppuration ; réapparition de son caractère crémeux ; symptômes de rétention : douleur, tuméfaction sourcilière, œdème de la paupière (1), qui apparaissent invariablement du 20° au 30° jour, quelquefois 40° jour (Luc, Lermoyez). En cas de récidive, on devra se méfier de l'infection du sinus du côté opposé et faire l'éclairage du côté précédemment reconnu sain.

Avant d'aborder le traitement de l'empyème récidivé, nous allons exposer rapidement les causes de récidive des sinusites frontales, bien que les conditions anatomiques du sinus frontal paraissent plus favorables au traitement que les sinusites maxillaires. Ce sont : 1° La conformation du sinus présentant de grandes dimensions, ou des diverticules, des prolongements importants, supérieurs, latéraux, externes ou orbitaires, cloisonnés ou non, qui n'auraient pu être traités, qui auraient été méconnus ;

2° La présence de cellules ethmoïdales (antérieures) infectées, avec ou sans prolongements dans l'épaisseur de la voûte orbitaire qui n'auraient pu être complètement

---

(1) Malgré ces deux symptômes, la récidive n'est pas constante, Luc deux fois a pu obtenir une amélioration progressive par un pansement compressif bien localisé qui, rétablissant l'écoulement, amenait le dégonflement des tissus.

détruites ; l'extension du processus suppuratif aux autres cavités accessoires du nez ;

3° Le calibre, la longueur du canal naso-frontal qui, malgré l'agrandissement fait à la curette, constitue une voie d'écoulement disproportionnée pour la cavité suppurante, disproportion qu'un bourgeonnement de la muqueuse peut augmenter ;

4° la rigidité des parois de la cavité ;

5° l'infection du sinus opposé, méconnue, cachée par des signes cliniques unilatéraux (Luc, Strazza (1) Tilley (2) ou tout au moins l'existence d'une ostéite de la cloison ;

6° l'infection du sinus opposé par l'opération ; Luc a eu le regret de faire cette constatation.

La bilatéralité de l'infection n'en explique pas la ténacité, la récidive ; bien au contraire, le manuel opératoire est facilité par la résection du septum dont le curettage est très délicat, et le drainage fronto-nasal peut être mieux assuré.

Strazza, seul à notre connaissance, soupçonne les lésions tuberculeuses comme cause de récidive.

De toutes ces causes, retenons celles que nous pouvons faire disparaître :

Conformation du sinus. Rigidité des parois. Obstruction de la voie d'écoulement. Infection du sinus opposé,

---

(1) Bien que son opinion ne repose que sur l'étude d'un nombre de cas relativement petit, Strazza croit pouvoir affirmer que dans tous les cas chroniques, la lésion est bilatérale, même quand les phénomènes subjectifs et objectifs ne concernent qu'un seul sinus et que l'intégrité du septum peut être constatée, intégrité apparente, car en général la paroi osseuse est le siège d'une ostéite fongueuse qui s'étend vers le S. supposé sain.

(2) *Soc. laryng.* Londres, mai 1900.

ou Ostéite de la cloison ; ainsi sera expliquée la deuxième partie de la technique de Luc.

En présence d'une récidive de sinusite frontale unilatérale, Luc préconise le même traitement que celui qu'il recommande pour une récidive de sinusite frontale bilatérale, à savoir :

1° La résection entière, totale, de la table antérieure du frontal après une incision cruciale ou en ⊥ (1) ;

2° La destruction de la cloison intersinusienne ;

3° L'effondrement complet de tout le plancher *nasal* du sinus frontal après curettage et cautérisation de tout le foyer osseux ;

4° Le drainage bilatéral de la partie inférieure du foyer, — qui ne pourra être comblée, — par un drain à cheval sur la cloison du nez, présentant une large ouverture au sommet de l'angle qu'il forme ;

5° La réunion immédiate de toute la plaie, sans drainage externe avec pansement compressif bien localisé pour obtenir l'accolement des téguments à la paroi profonde.

Les différents temps de cette opération peuvent être considérés comme appartenant les uns au procédé de Kuhnt, les autres au procédé Luc ; nous proposons donc d'appeler Luc-Kuhnt ce procédé que Luc a préconisé en juin 1894.

---

(1) Luc insiste sur la nécessité au cours de la résection osseuse, d'agir avec la gouge bien au delà de la ligne de jonction des parois antérieures et profondes, de façon qu'on ne laisse persister aucun ressaut et que la paroi profonde se continue insensiblement par une pente douce avec la surface du crâne respectée.

On peut faire à cette technique une objection :

Pourquoi ouvrir un sinus sain pour guérir un sinus malade ? n'en est-il pas de même quand on traite le sinus sphénoïdal par la voie du sinus maxillaire sain (Jansen, Furet) procédé admis à l'heure présente, et avec cette différence qu'on ne peut infecter le S. F. ouvert, supposé sain bien entendu, puisqu'on le supprime ?

Quels sont les avantages de cette manière de faire :

1° Supprimer, autant que faire se peut, tout risque de récidive par la disparition de la cavité ;

2° Avoir un drainage parfait de ce qui peut rester à drainer par suppression de la paroi inférieure (partie nasale) des 2 sinus frontaux, avec la possibilité de faire un lavage à deux courants d'une narine à l'autre ;

3° Avoir la déformation la moins défigurante, c'est-à-dire un front plat ou excavé mais régulier, symétrique ;

4° Obtenir l'accolement des téguments à la paroi profonde dans la mesure du possible, en respectant le rebord orbitaire (1) et la symétrie des sourcils, très importante au point de vue esthétique.

---

(1) En enlevant la paroi antérieure d'un seul sinus, il est très difficile, pour ne pas dire impossible, de réaliser la suppression de la cavité sinusienne si l'on ne résèque pas la partie interne du rebord orbitaire (Luc, Lermoyez) d'où ptosis, diplopie possibles ; et il existe une déformation asymétrique avec saillie sur la ligne médiane très défigurante.

Les soins consécutifs à l'opération sont les mêmes dans les deux interventions :

Pour la plaie extérieure, ce sera le traitement habituel de toutes les plaies réunies par première intention.

Quant au traitement endonasal, par le drain, il n'en existera pas à proprement parler : on devra garder l'expectative le plus longtemps possible et s'abstenir de lavage.

C'est dans le cas d'un écoulement de pus un peu abondant que l'on sera autorisé à laver par le drain, de même si l'on apercevait des phénomènes inflammatoires au niveau de la cicatrice.

Normalement, le drain devra être enlevé entre le 15e et le 20e jour.

On conseillera la pommade antiseptique dans le nez pendant plusieurs semaines après la guérison.

TRAITEMENT DE LA DÉFORMATION

Consécutive à la résection de la paroi antérieure.

L'intervention chirurgicale dans les sinusites est souvent suivie d'une défiguration très ennuyeuse. Nous proposons d'appliquer LE PROCÉDÉ DE GERSUNY pour modifier heureusement l'aspect de la région frontale. Ce traitement ne doit être institué que chez des malades ne présentant plus aucun signe de suppuration frontale depuis quelques mois. Il consiste à injecter entre la peau et le périoste une certaine quantité de vaseline préalablement liquéfiée par la chaleur. Il faut : 1° De la vaseline blanche, pure et stérilisée ; 2° Une cupule en porcelaine ou nickel ; 3° Une seringue de Lüer de 2 centimètres cubes, avec une aiguille droite et une aiguille courbe, le tout stérilisé ; 4° Du collodion.

TECHNIQUE :

1° Faire fondre dans la cupule stérilisée par la chaleur 2 à 3 centimètres cubes de vaseline ; 2° Lavage, antisepsie de la région et des mains de l'opérateur ; 3° Glisser entre la peau et le périoste sur le trajet de la cicatrice l'une des deux aiguilles ; 4° Injecter doucement la vaseline pendant qu'elle est à l'état liquide. — Si la cicatrice reste adhérente, ne pas insister, car on transformerait une large dépression en une profonde rainure ou en un cul-de-sac; si la ligne cicatricielle se sépare des plans profonds, pousser sous la peau 2-3 centimètres cubes de vaseline liquéfiée. Après l'injection, retirer rapidement l'aiguille. Modeler à la main la vaseline qui reprendra en se solidifiant sa consistance première et fermer au collodion le point de la piqûre. On fera le nombre d'injections nécessaires en ayant la précaution de les espacer de quelques jours (1).

---

(1) Nous avons sous les yeux un article tout récemment paru de Broeckaert, in Revue Moure, déc. 1901, nous engageons le lecteur à s'y reporter.

OBSERVATIONS

Observation I (Luc).

Empyème chronique du sinus maxillaire droit et des deux sinus frontaux.

M. Four..., 31 ans, déjà opéré par M. Luc le 1er août 1893 d'un empyème chronique du sinus maxillaire droit, par l'ouverture large au niveau de la fosse canine et lavages consécutifs par la fistule buccale maintenue béante.

Un an plus tard, apparition de douleurs frontales, reprise de la suppuration dans la fosse nasale droite et apparition de suppuration dans la fosse nasale gauche. Le malade revu au commencement d'avril 1897 présente les signes suivants :

Écoulement de pus dans les deux méats moyens. Sensibilité sus-orbitaire à la pression, surtout à droite. Obscurité frontale bilatérale, à l'éclairage sous-frontal. Obscurité de la pupille oculaire et de la région sous-orbitaire, du côté droit seulement, à l'éclairage buccal.

Diagnostic. — Empyème persistant du sinus maxillaire droit déjà opéré, compliqué d'empyème des deux sinus frontaux.

Opération le 17 avril 1897. — Les 3 sinus malades sont opérés dans la même séance en commençant par le sinus maxillaire auquel M. Luc applique sa nouvelle méthode. En pratiquant l'incision gingivale, il contourne la fistule bordée de tissu fongueux, consécutive à la 1re intervention, de façon à réséquer tout le tissu suspect ; mais il en résulte que, l'opération terminée, la plaie ne peut être complètement réunie à sa partie antérieure.

M. Luc passe ensuite au sinus frontal droit qui est largement ouvert. La cloison intrasinusienne est trouvée détruite, en sorte que les deux sinus remplis de pus et de fongosités ne forment qu'une seule cavité. Leur paroi antérieure est réséquée (consécutivement à une double et vaste incision des téguments ayant la forme d'un T renversé) sur une étendue dépassant les dimensions d'une pièce de 5 francs en argent.

Après curettage à fond et cautérisation, installation d'un drain unique, à cheval, par sa partie moyenne (creusée d'une ouverture latérale), sur le moignon de la cloison intrasinusienne et ressortant inférieurement par chaque narine. Réunion immédiate de la vaste plaie. Pansement compressif.

Les jours suivants, disparition complète des douleurs frontales. Pas de fièvre. Injection d'éther iodoformé, tous les jours, dans tous les drains, à partir du 19 avril.

25 *avril.* — Pansement frontal levé. Réunion parfaite de la plaie frontale. Plaie gingivale réunie dans sa moitié postérieure.

29 *avril.* — Suppression de tout pansement frontal.

Disparition de toute suppuration nasale. Rétraction considérable des téguments du front qui tendent à s'appliquer sur la paroi sinueuse profonde. A la fin de février 1898, la guérison est parfaite. La fistule buccale a fini par se fermer environ quatre mois après l'opération.

Observation II (Luc).

Empyème maxillaire droit et frontal double. — Opération d'abord limitée aux sinus frontal et maxillaire du côté droit. — Explosion deux mois plus tard d'une sinusite frontale aiguë double avec œdème des téguments. — Ouverture des deux sinus frontaux. — Guérison totale définitive quelques jours après.

M. Mot..., vétérinaire, 32 ans, de constitution robuste, vient consulter le Dr Luc, en août 1897, se plaignant de moucher du pus fétide par la narine droite, depuis une époque indéterminée et sans cause appréciable.

A l'examen rhinoscopique, pus crémeux dans le méat moyen droit, pas de pus dans la fosse nasale gauche.

L'éclairage électrique buccal donne une obscurité complète de la pupille oculaire droite et une ombre sous-orbitaire prononcée.

Les deux moitiés du front restent sombres à l'éclairage sous-frontal.

Pas de gonflement ni de sensibilité des régions sus-orbitaires à la pression (la percussion de ces régions n'est pas tentée).

Diagnostic. — Empyème chronique du sinus maxillaire droit. Soupçon de participation du sinus frontal.

Opération le 1er septembre 1897. — Sinus maxillaire rempli de pus, fétide et de fongosités, curetté, puis cautérisé au chlorure de zinc, drainé suivant la méthode de Luc, au moyen d'un drain passé de sa cavité dans la fosse nasale à travers un hiatus artificiel. Réunion, au catgut, de la plaie buccale, par première intention.

Ouverture large du sinus frontal. Il n'existe pas de pus, mais on trouve des fongosités myxomateuses prédominant à l'entrée du canal fronto-nasal. Après constatation de la perméabilité de ce dernier, curettage et cautérisation au chlorure de zinc des parties fongueuses, réunion de la plaie frontale par première intention, sans installation préalable de drain fronto-nasal.

Pas de fièvre ni de malaise les jours suivants. Lavages boriqués, insufflation de poudre d'iodoforme, injection d'éther iodoformé après l'opération.

12 *septembre.* — Plaie buccale cicatrisée. Drain enlevé.

28 *septembre.* — Plus d'écoulement de pus dans la fosse nasale et la rhinoscopie n'en révèle pas non plus.

4 *octobre.* — Le malade mouche du pus *par les deux narines.*

A l'examen rhinoscopique un pseudo-muco-pus dans les méats moyens attribué à un simple catarrhe nasal. A l'examen électrique, front obscur des deux côtés, œil droit obscur, œil gauche éclairé ; un lavage pratiqué par l'hiatus maxillaire artificiel ressortant clair,

M. Luc attribue l'obscurité de l'œil à l'épaississement post-opératoire de la muqueuse.

25 *octobre*. — Gonflement œdémateux et sensible à la pression survenu depuis la nuit et occupant toute la moitié inférieure du front et la région sourcilière interne des deux côtés. L'examen donne le même résultat que précédemment et M. Luc conclut à l'existence d'un double empyème frontal avec commencement d'une infection de la face profonde des téguments et à la nécessité de donner une large issue au pus.

2e *opération le* 26 *octobre* 1897. — L'œdème a sensiblement augmenté depuis la veille, envahissant les paupières en sorte que les yeux ne peuvent s'ouvrir.

Double incision en T renversé, l'une verticale, médiane ; l'autre horizontale occupant la moitié interne des deux arcades sourcilières. Pas de pus sous le périoste. Une brèche ayant les dimensions d'une pièce de 5 francs en argent est faite à la partie moyenne et inférieure du frontal. Les deux sinus sont remplis de pus et de fongosités. La cloison intersinusienne est très déviée à droite, en sorte que le sinus gauche est notablement plus spacieux que le droit.

Cette cloison est complètement réséquée et la cavité sinusienne curettée soigneusement dans toute son étendue. Grattage de la partie profonde des téguments déjà infectée et résection des parties suspectes.

Lavage au sublimé tiède à 1/1000 ; cautérisation au chlorure de zinc 1/5 ; poudre d'iodoforme. Un drain est placé, reposant par son milieu sur le point d'insertion inférieur de la cloison sinusienne et ressortant inférieurement par chaque narine.

Réunion complète de la plaie par première intention. Pansement légèrement compressif.

Pas de fièvre le lendemain ni les jours suivants ; les paupières sont dégonflées.

2 *novembre*. — Pansement levé. Plaie parfaitement réunie. On enlève le drain par lequel on n'a fait aucun lavage.

13 *novembre*. — Aucune trace de suppuration nasale. Guérison parfaite qui se maintient.

Février 1898. — Le malade ne mouche pas de pus. Tout lavage frontal ou maxillaire ressort clair. L'œil droit est toujours obscur objectivement et subjectivement à l'éclairage intrabuccal.

14 *avril* 1898, *décembre* 1901. — Mêmes constatations.

Observation III (due à l'obligeance de M. Furet.)

Empyème fronto-maxillaire; sinus frontal opéré par un Luc incomplet; récidive, guérie par un Luc-Kuhnt (unilatéral).

Première opération publiée in Thèse Morin.

Opération le 12 *février* 1896. — Procédé de Luc. — La trépanation a été faite un peu trop haut, en sorte que la difficulté a été plus grande pour bien voir la paroi inférieure et curetter les cellules ethmoïdales. Le sinus était rempli de pus crémeux et de fongosités. Tout a été curetté soigneusement et touché au chlorure de zinc au 1/5. La paroi inférieure n'a pas été trépanée, mais on a curetté soigneusement et le passage du drain a été très facile. Sutures et pansement. Gaze iodoformée à l'extrémité inférieure du tube.

Suites opératoires. — Pas de fièvre, excellent état général. On fait quelques lavages au sublimé 1/2000.

18 *février.* — On enlève les fils. La plaie est parfaitement réunie. Pansement collodionné; il s'écoule un peu de pus odorant par le nez.

22 *février.* — La plaie est guérie; l'écoulement de pus persiste. La malade accuse une anesthésie complète de toute la moitié gauche de la tête avec sensation de tête lourde, et anesthésie légère de tout le côté gauche.

1er *mars.* — Douleur et gonflement de la paupière supérieure. La racine du nez semble élargie. On enlève le drain. Le gonflement disparaît en quelques jours et l'écoulement de pus se tarit.

12 *avril.* — Tout va très bien du côté du sinus frontal

qu'on peut considérer comme guéri, mais il y a beaucoup de pus dans le sinus maxillaire. Le cornet moyen est polypoïde.

22 *septembre.* — Il y a 3 mois, à la campagne est survenu un gonflement au niveau du sinus opéré, avec ouverture et suppuration ; il y a une petite ouverture linéaire de 1/2 centimètre par laquelle on pénètre dans la cavité du sinus où le stylet rencontre des tissus mous.

4 *octobre* 1897. — *Nouvelle opération.* Sinus rempli de pus et de fongosités, surtout en dehors où se trouvait un prolongement qui avait sans doute été négligé lors de la première intervention. Grattage soigneux de toutes les parties malades, après ablation de toute la paroi antérieure de l'os. Agrandissement du canal naso-frontal. Éclairage électrique. Résection de la fistule avant les sutures. Drainage par le nez selon la méthode de Luc et sutures complètes.

10 *octobre.* — Les sutures sont enlevées. Réunion de la plaie par 1re intention. Ablation du tube à drainage.

13 *octobre.* — Gonflement de la racine du nez et de l'œil gauche ; douleurs, température 38°,4. On introduit une sonde cannelée pour rouvrir en bas la plaie extérieure ; il sort de la sérosité louche, assez abondante. Lavage. Petit drain extérieur. Par le nez l'ouverture est très large. — Ce drain est enlevé 5 jours après.

10 *décembre.* — Ouverture du sinus maxillaire. La cavité est pleine de fongosités. On trouve une large communication du sinus avec la paroi postérieure, au-dessus du voile du palais, probablement à travers la paroi nasale et le choane. Curettage. La plaie gingivale n'est pas suturée.

La plaie gingivale bourgeonne les jours suivants, le sinus est plein de pus. Après des lavages, des curettages sur le bord alvéolaire du sinus, des raclages, on arrive à la guérison, au bout d'un an de soins consécutifs.

Observation IV (Luc)

Sinusite fronto-maxillaire droite avec participation des cellule ethmoïdales. — Récidive de l'empyème frontal, par suite d'un curettage insuffisant. — Guérison à la suite d'une intervention Luc-Kuhnt, avec curettage étendu aux cellules ethmoïdales.

Mlle Fab..., cuisinière, 36 ans, éprouvait un écoulement purulent par la fosse nasale droite depuis juin 1897. Ressentait, en outre, des douleurs spontanées dans la moitié droite du front. Elle ne sait à quelle cause rapporter l'apparition de ces symptômes. Peut-être s'agit-il d'une origine dentaire. (Les deux grosses molaires supérieures droites sont cariées.)

Au moment où la malade consulte Luc pour la première fois (15 octobre 1897), il fait les constatations suivantes : douleurs spontanées, revenant par accès, principalement le matin, dans la moitié droite du front, et sensibilité très nette de la même région à la pression, sans gonflement apparent. A la rhinoscopie : pus crémeux dans le méat moyen droit ; gonflement myxomateux de la muqueuse de cette même région, mais pas de polypes pédiculés.

Éclairage électrique, pratiqué le 19 *octobre.* — Obscurité de la moitié droite du front, de la pupille oculaire droite et de la région palpébrale inférieure droite, contrastant avec la parfaite translumination des mêmes parties à gauche.

Diagnostic. — Sinusite chronique fronto-maxillaire droite.

Opération pratiquée le 26 *octobre* 1897. — Dans la même séance, ouverture des deux sinus, en commençant par le maxillaire. Tous deux étaient pleins de pus et farcis de fongosités. Pour le sinus frontal, Luc se contente d'une incision horizontale longeant la moitié interne de l'arcade sourcilière. Brèche frontale ne dépassant pas les dimensions d'une pièce de 1 franc. Un drain dans chaque sinus opéré. Réunion des plaies frontale et buccale par première intention. Durée de l'opération : 1 heure et demie.

2 *novembre.* — Pansement frontal levé. Plaies frontale et buc-

cale déjà cicatrisées. Drain frontal enlevé sans qu'on y ait pratiqué un seul lavage. Un lavage boriqué dans le drain maxillaire ne ramène qu'une minime proportion de pus.

13 *novembre.* — Ablation du drain maxillaire. Un lavage dans les deux sinus, au moyen de sondes courbes, ne ramène presque pas de pus.

Suppression de tout pansement frontal. Cependant la malade dit moucher de temps en temps un peu de pus.

17 *novembre.* — La malade se présente avec un gonflement douloureux et œdémateux de la région fronto-palpébrale droite. A la *rhinoscopie,* la fosse nasale gauche se montre normale. A droite, au contraire, on constate du pus paraissant gêné dans son écoulement, au milieu de myxomes qui occupent le méat moyen. Il est clair que la suppuration vient de se raviver dans le sinus frontal, et que les myxomes du méat moyen créent un obstacle à l'écoulement du pus.

Séance tenante, le méat moyen est curetté et le pus est expulsé du sinus frontal par des pressions exercées sur la cicatrice frontale combinées avec des lavages intrasinusiens au moyen d'une sonde courbée *ad hoc.* Pansement frontal compressif.

18 *novembre.* — Disparition du gonflement frontal. Nouvelle expulsion de pus dans la fosse nasale par manœuvres de pression frontale.

2 *décembre.* — Luc revoit la malade. Trouvant encore du pus dans le méat moyen, il conclut que la suppuration frontale persiste toujours et se dispose à rouvrir le foyer.

4 *décembre.* — Pas de gonflement, pas de douleur au front ; pas de pus dans le méat moyen, alors même que la tête a été maintenue quelque temps penchée en bas et en avant. L'opération est remise. Pansement compressif.

10 *décembre.* — Gonflement frontal énorme et œdème palpébral.

Nouvelle intervention. — Double incision frontale, l'une verticale, médiane, l'autre horizontale sourcilière interne bilatérale. On obtient deux vastes lambeaux triangulaires qui, rabattus de chaque côté, découvrent le frontal sur une grande étendue

On ouvre les deux sinus frontaux et on détruit la cloison intersinusienne, et cela pour les trois raisons suivantes :

1° Possibilité d'explorer le sinus gauche qui pourrait bien suppurer aussi et déverser son pus dans la fosse nasale droite après destruction spontanée de la cloison ;

2° Facilité plus grande du drainage par les deux conduits fronto-nasaux ;

3° Moindre déformation après résection de la lame antérieure de l'os frontal des deux côtés.

Résection de la plus grande partie de la lame antérieure du frontal ; le sinus gauche est sain ; le sinus droit renferme d'abondantes fongosités. Curettage du sinus droit et des cellules ethmoïdales antérieures, d'où on extrait d'abondantes fongosités.

Badigeonnage au chlorure de zinc, 1/5 du foyer, après lavage au sublimé 1/2000. Drain fronto-nasal dans le sinus droit. Saupoudrage iodoformé. Réunion immédiate de l'énorme plaie, dans toute son étendue. Pansement compressif.

Les jours suivants. — Athermie complète.

30 *décembre.* — Toute suppuration ayant disparu, Luc enlève le drain et remplace le pansement frontal compressif par un simple pansement collodionné. La plaie est parfaitement réunie.

Sur le trajet du drain, on constate à la partie antérieure du méat moyen une masse myxomateuse peut-être provoquée par sa présence et que l'on enlève séance tenante.

15 *janvier.* — Suppression de tout pansement frontal. Toujours pas de suppuration.

18 *février.* — La guérison s'est maintenue. La démonstration de la cure de l'empyème maxillaire est donnée pour la translumination de l'œil droit à l'éclairage électrique intrabuccal.

7 *avril.* — Un lavage pratiqué avec la sonde, dans le sinus maxillaire et dans le sinus frontal, ressort parfaitement clair.

Observation V (Luc).

Empyème frontal chronique double, guéri par la méthode Luc-Kuhnt (résection de la totalité de la paroi osseuse antérieure du sinus, drainage fronto-nasal, réunion immédiate et complète de la plaie).

Mme Deun..., 66 ans.

Fait remonter à 3 ans le début de sa suppuration nasale, d'abord limitée au côté droit ; opérée le 10 mai 1900, par le Dr Février, à Vouziers, qui a ouvert les sinus frontal et maxillaire du côté droit suivant la méthode Luc (réunion immédiate des plaies et drainage par voie nasale).

La malade se présente au milieu de novembre 1900 à M. Luc. On constate par l'éclairage électrique buccal que les deux sinus maxillaires sont sains. Au contraire, les deux moitiés du front s'éclairent mal, ce qui inspire des doutes relativement à l'intégrité du sinus gauche.

Opération, 27 novembre 1900. — Réouverture du sinus frontal droit. Résection large, mais non totale de la paroi osseuse antérieure. Extraction de nombreuses fongosités. En raison des doutes relatifs au sinus gauche, M. Luc résèque la cloison intersinusienne. Il trouve ce sinus intact, mais compte utiliser la communication des 2 sinus pour un meilleur drainage du foyer.

Élargissement aussi considérable que possible du canal fronto-nasal. Tamponnement du sinus avec une longue mèche de gaze iodoformée que l'on fait ressortir par la narine. Suture immédiate de la plaie.

La suppuration nasale n'a cessé que pendant quelques jours pour reparaître bientôt, et cette fois des deux côtés.

Trois mois plus tard, février 1901, gonflement frontal bientôt suivi de réouverture de la cicatrice frontale à son extrémité interne. On constate qu'un stylet introduit dans cette fistule pénètre facilement dans le sinus gauche, déterminant l'issue abondante de pus.

2e *opération, 25 mars 1901:* — On fait deux longues incisions en croix : l'une verticale s'étendant du milieu du dos du nez jusqu'à plusieurs centimètres dans le cuir chevelu ; l'autre horizontale occupant presque toute la longueur des deux sourcils. Résection totale de la table antérieure des 2 sinus. Cette résection fut rendue possible par cette circonstance favorable que la cavité sinusienne ne se prolongeait pas dans les tempes. Suppression minutieuse de tout ressaut osseux, de façon que la paroi profonde se continue en pente douce avec la surface externe du crâne, à la limite du foyer. Les deux sinus étaient farcis de fongosités qui sont soigneusement curettées.

Élargissement considérable des conduits naso-frontaux à l'aide de la gouge et de la curette. On profite du prolongement de la brèche osseuse jusque sur le dos du nez pour curetter par cette voie, d'avant en arrière, les cellules ethmoïdales.

M. Luc décide de tenter d'obtenir la suppression de la cavité sinusienne par application du tégument désinfecté sur la paroi osseuse curettée, et de pratiquer la réunion immédiate de l'énorme plaie. Il résèque toutes les parties infectées de la peau, au voisinage de la fistule et loge un seul et large drain qui, à cheval par sa partie moyenne sur le moignon inférieur de la cloison intersinusienne, ressort inférieurement, par ses deux extrémités, à l'entrée de chaque narine.

Une large fenêtre a été taillée à la partie moyenne du drain, de façon à recueillir les liquides qui s'écouleront ultérieurement des deux moitiés de la cavité frontale, celle-ci n'existant plus que tout à fait à la partie inférieure du front, là où le tégument ne peut suivre la paroi osseuse profonde qui fuit en bas et en arrière.

Désinfection énergique du foyer à l'eau oxygénée très chaude d'abord, puis avec une solution phéniquée à 1/20 et de la poudre d'iodoforme. Suture. Pansement compressif qui applique fortement le tégument sur la paroi osseuse profonde.

Suites opératoires. — Très simples, pas de fièvre. Quand le pansement est levé au bout de 6 jours, le succès de l'opération paraît annoncé par la dépression profonde de la peau qui adhère au fond du foyer. Le drain est enlevé au bout de 14 jours, sans qu'aucun lavage y ait été pratiqué. La plaie a été immédiatement réunie. Aucun des points de suture n'a suppuré.

Le 25 *avril*, l'examen des fosses nasales n'y révèle pas traces de suppuration : la malade se plaint seulement encore de la formation de croûtes dont la production d'ailleurs va graduellement en diminuant.

Observation VI (inédite due à l'obligeance de M. Viollet).

Sinusite frontale chronique double (côté droit opéré par Dr Viollet, méthode de Luc); récidive bilatérale. — Abcès sous-dural. — Cure radicale par résection de la table antérieure du frontal par le Dr Luc.

M. R..., 47 ans, entre le 21 mars 1901 à l'hôpital Péan (service du Dr Viollet) pour des antécédents de rétention d'empyème frontal chronique très ancien.

Tuméfaction sus-orbitaire droite ; perforation spontanée reconnue au toucher. Épreuves d'éclairage positives pour les deux sinus frontaux et les deux sinus maxillaires. Pus dans les deux méats moyens.

Opération le 21 *mars,* par le Dr Viollet, du côté droit, par le procédé Luc. — Le drain est remplacé par une mèche. La cloison intersinusienne ayant été trouvée intacte, on remet à une date ultérieure le traitement de la sinusite gauche. Les deux sinus maxillaires ne sont pas traités ; on les soupçonne d'être les réservoirs des sinus frontaux (hypothèse vérifiée plus tard du côté droit).

29 *mars.* — Collection suppurée dans l'angle supéro-interne de l'orbite : incision simple. — Les soins consécutifs ont consisté en lavages par le nez ; on remarque que le liquide ressort par la narine du côté opposé, mais d'une façon inconstante.

Vers le 20 *avril,* le malade présente des accidents infectieux graves, avec céphalée, vomissements alimentaires, température axillaire 39°,5, pouls à 104 ; on soupçonne une collection sous-durale.

24 *avril*, 2ᵉ *opération par MM. Luc et Viollet.* — Grande incision en croix des téguments mortifiés. La table antérieure du frontal est réséquée dans sa totalité, ainsi que la cloison intersinusienne. Le plancher nasal est effondré. Curettage des cellules ethmoïdales antérieures et grattage des os du nez, en partie cariés. La paroi orbitaire du sinus frontal droit est enlevée complètement. On détache un séquestre important, représentant la paroi interne et une partie de la paroi inférieure de l'orbite (os maxillaire supérieur). La paroi profonde du sinus gauche présente de l'ostéite nécrosante ; résection à la pince-gouge des parties malades ; écoulement d'une cuillerée à soupe de pus bien lié ; la dure-mère, à nu sur une assez grande étendue, présente peu de lésions. Nettoyage de toute la plaie opératoire à l'eau oxygénée chaude, et à l'eau phéniquée forte.

On met un drain en V, à cheval sur la cloison.

Suture des quatre angles. La partie médiane non suturée (les tissus sont en très mauvais état) laisse passer la mèche de gaze au phénolsalyl, avec laquelle on tamponne le foyer osseux. Pansement humide.

Suites opératoires. — La température est à 37° et au-dessous, le pouls à 80-90.

Le 27, l'alimentation est commencée ; disparition complète des troubles généraux.

Le 28, température à 38°,7 ; état général moins bon.

Jusqu'au 3 *mai*, la température oscille entre 38° et 38°,5, malgré l'excellent aspect de la plaie. M. Luc, qui examine le malade, rejette toute idée de complication méningée ou encéphalique, et reconnaît un foyer d'hépatisation à la base du poumon droit.

Du 4 au 14 *mai*. — Confirmation et aggravation des symptômes pulmonaires, tandis que la plaie est en excellente voie de guérison.

15 *mai*. — Mort.

Après la mort, on peut s'assurer seulement que le sinus maxillaire droit ne contenait pas de pus.

Observation VII, inédite (due à l'obligeance de M. Luc).

Empyème fronto-maxillaire gauche, traité par la méthode Luc. — Récidive frontale bilatérale, guérie par la résection de la paroi antérieure des deux sinus, avec large drainage fronto-nasal et suture immédiate de la plaie.

Mme Aud... éprouvait depuis septembre 1900 une pesanteur au front, au-dessus des sourcils, accompagnée de vertige, de battement incessant des paupières à l'œil gauche et d'insomnies. Le 20 mars 1901 survient une douleur aiguë à la joue gauche, suivie 8 à 10 jours après d'un écoulement de pus qui n'a pas cessé.

Examinée le 28 mai par M. Luc, la malade présente du pus, mais pas de fongosités dans le méat moyen ; l'œil droit s'éclaire seul, la moitié droite du front s'éclaire un peu mieux que la gauche ; le front ne paraît pas cette fois douloureux à la pression.

La malade, revue à la fin de juin, ne présente toujours pas de gonflement frontal, mais un peu de sensibilité de la moitié gauche à la percussion. En outre, la malade se plaint d'une douleur sus-orbitaire tensive de ce côté.

Opération le 4 juillet 1901. — Sur les deux sinus frontal et maxillaire en commençant par ce dernier.

Sinus frontal : le septum très dévié à droite est perforé accidentellement pendant le curettage, le sinus droit paraît sain ; on se contente d'une incision sourcilière et d'une brèche osseuse simplement suffisante pour que le curettage et la désinfection puissent être complets. Tamponnement des S. frontal et maxillaire opérés au moyen de deux longues mèches de gaze iodoformée qui aboutissent à l'entrée de la narine.

Les suites sont normales pour le sinus maxillaire.

Sinus frontal : pansement levé au bout de 8 jours (mèches enlevées le 3e jour), plaie réunie.

Fin de juillet. — La malade se plaint d'une suppuration de plus en plus abondante.

Le 4 *août,* il existe un gonflement œdémateux du front et des paupières du côté gauche avec rougeur légère de la peau (pas de fièvre, pas d'érysipèle).

Le 6 *août,* le gonflement a diminué, mais on trouve du pus crémeux dans les deux méats moyens. La pression du tégument de la région médiane du front est douloureuse et s'accompagne d'un bruit de gargouillement (pus et air), d'ailleurs le tégument n'a jamais montré de tendance à se déprimer depuis l'opération ; il y a réinfection du sinus opéré et transmission de l'infection à l'autre.

2e *opération, le 7 août.* — Grande incision fronto-sourcilière en ⊥, résection de la paroi antérieure totale ; les deux sinus pleins de fongosités sont curettés et désinfectés minutieusement, un gros drain à cheval, réunion immédiate, pansement compressif.

Le 13 *août,* levée du pansement, accolement parfait du tégument à la paroi osseuse profonde et parfaite réunion de la plaie.

A partir du 20, le pansement étant en place pour éviter le décollement, on fait tous les deux jours une injection de sérum par le drain, qui est enlevé le 28 septembre ; ces lavages sont alors lancés directement dans chaque fosse nasale vers la racine du nez et ressortent facilement par la narine opposée, la résection du septum frontal ayant été prolongée sur la partie supérieure de la cloison nasale.

Le 8 *septembre,* la suppuration nasale persiste surtout à gauche, l'examen rhinoscopique y révèle du pus et quelques myxomes à l'extrémité antérieure du méat moyen ; on fait un lavage du sinus maxillaire qui n'a pas été irrigué depuis plusieurs semaines ; on entraîne du pus dont la provenance ne peut être nettement établie. Curettage des polypes.

Le 9 *septembre,* lavage du S. maxillaire et de la région des conduits fronto-nasaux avec de l'eau oxygénée, le liquide ressort en partie par la narine injectée, en partie par l'autre ; le tégument est toujours bien appliqué sur la paroi osseuse profonde.

Le 16 *septembre.* — On ne constate plus de suppuration nasale, et les derniers lavages du S. maxillaire n'en ont pas ramené de pus ; dans le méat moyen, difficilement explorable, par suite des fortes dimensions de la tête du cornet moyen, on croit encore apercevoir des myxomes ; après cocaïnisation, résection de toute la partie antérieure de ce cornet, mais on constate que le précédent curettage a été efficace et qu'il ne reste dans le méat qu'une quantité insignifiante de tissu myxomateux dont je complète d'ailleurs le curettage.

Novembre 1901. — Guérison maintenue.

CONCLUSIONS

Le traitement radical des sinusites frontales chroniques comporte deux interventions distinctes dont l'une n'est que le complément de l'autre, et trouve son indication en cas d'échec de la première ; celle-ci, caractérisée par une brèche limitée à la paroi antérieure du sinus, vise à ménager le facies du malade sans pouvoir prétendre à un résultat sûrement radical que donne, au contraire, la seconde à la faveur de la suppression de toute la cavité sinusienne du frontal.

La première comprend comme temps successifs :

1° Une incision sourcilière des téguments ;

2° Une résection limitée de la paroi osseuse antérieure, tout juste suffisante pour permettre le curettage de la totalité du sinus ;

3° Ce curettage ;

4° L'élargissement du canal naso-frontal avec ouverture des cellules ethmoïdales antérieures contiguës.

5° La désinfection, la cautérisation du foyer ou chlorure de zinc au 1/5e ;

6° L'installation d'un drain (ou d'une mèche) ;

7° La suture immédiate de la plaie.

La deuxième se distingue de la première :

a) Par l'extension de l'intervention aux deux sinus ;

b) Une étendue beaucoup plus grande de l'incision cutanée qui a la forme d'un **T** renversé ou d'une **+** ;

c) Par la résection complète de la paroi antérieure des sinus ;

d) Par l'application des téguments contre la paroi profonde à la faveur d'un pansement compressif, avec drainage fronto-nasal.

Nous répétons que l'on commencera, en règle générale, par la première opération, la deuxième étant considérée comme l'intervention propre aux cas récidivés (1).

En dernier lieu, on essaiera de diminuer la défiguration par des injections dans le tissu cellulaire de vaseline liquéfiée par la chaleur, selon le procédé de Gersuny.

---

(1) Luc est d'avis de faire une exception à cette règle pour les sujets qui ne peuvent être toujours dans la résidence d'un spécialiste, et ne pourraient recevoir les soins que nécessiteraient une récidive. Seulement dans ces cas, on est autorisé à donner d'emblée aux malades tout ce que la chirurgie sinusienne peut leur offrir comme chances de résultat radical.

BIBLIOGRAPHIE

Alezais. — Aire chirurgicale des sinus frontaux. *Sem. méd.*, 1891.

Antonelli. — Sinusite ethmoïdo-frontale, suite de cellulite orbit. provoq. par une dacryocystite. *Soc. opht.* Paris, 6 févr. 1900.

Avellis. — *Archiv. f. laryng.*, XI, 1, 1900.

Barth. — Opér. sur le sinus front. *Berl. klin. Woch.*, 9 mai 1898,

— Trait. opér. de l'empyème du sinus fr. *Boston med. and Surg. Journ.*, 30 nov. 1899.

Baumgarten. — Exostose de l'angle int. de l'œil, empy. des cell. ethm. et du sin. front. *Soc. hong. d'oto-laryng.*, 7 déc. 1899.

Beer. — Lehre von den Augen krankheiten. Wien, 1817, II Bd.,

Beco. — *Soc. belge d'otologie*, 1900.

Botey. — Trait. des sinusites fr. chroniq. et lésions intracrâniennes consée. 1er *Cong. espagn.*, 1896; *Revue Moure*, 1897.

Bouyer. — *Thèse*, Paris, 1859.

Braislin. — Empy. du S. front. *Brookl. med. J.*, mai 1900.

Brühl. — Anat. des cavit. acc. du nez. *Berlin. klin. Wochensch.*, n° 41, 1900.

Bryan. — Procédé Luc. *New-York med. J.*, 2 oct. 1897, dans *Revue Moure*, 1898, p. 198. Contribut. étude anat. de région fronto ethm. *J. of. Laryng.*, nov. 1897.

— Contribution à l'étude de l'anatomie de la région fronto-ethmoïdale, in *The J. of laryng.*, nov. 1897.

— Trait. de l'emp. du sin. front. *J. amer. med.*, 26 févr. 1898.

Chemin. — Empy. du sin. front. *Thèse*, Bordeaux, 1901.

Collier. — The Surgery of the frontal sinus. *Journ. of laryng.*, n° 1, 1893, p. 47.

Compaired. — Algo sobre la sinusitis frontal cronica y la operacion de Ogston-Luc. *Riv. Hero. Ann. de ciencias med.*, déc. 1900.

— Consid. sur la sinusite frontale chronique et le procédé de Ogston-Luc. *El siglo med.*, 10-17-24 mars 1901.

Cordes. — Contrib. étiol. des Empy. chr. des cav. acc. du nez *Samml. Zwangl. Abhandl.*, n° 5, 15 mai 1901.

Czerny. — Osteoplastiche Eröffnung der Stirnhöhle. *Arch. f. kl chirurg.*, 1895, S. 544

De Carli. — 3 cas de sinus front. *Arch. ital. di otol.*, oct. 1900.

De Lapersonne. — Quelques manifestations orbitaires des sinusites frontales. *Ann. d'ocul.*, mai 1898.

Desbrières. — 3 cas d'empy. du s. fr. g. *Ann. d'ocul.*, août 1898.

Delon. — Des sinusites fronto-ethmoïd. à manifest. orbit. *Thèse*, Lyon, 1898.

Demaldent. — Mucocèle du sinus frontal. *Thèse*, Paris, 1900.

Döllinger. — Empy. des sin. front. et ethm. *Wien. med. Wochensch.*, n° 50, 1900.

Ellinger. — Empy. du sin. fr. et résect. opér. de la paroi fort. cariée. *Zeitsch. f. Augenheilk.*, févr. 1899, p. 174.

Etiévant. — Consid. génér. sur le trait. des sin. front. *Écho méd.* Lyon, mai 1899.

— Trait. des suppurat. du sinus frontal. *Thèse*, Lyon, 1898.

Fehleisen. — Diagn. et trait. des aff. des sin. fr. *Med. Record*, 7 août 1897.

Furet. — Empy. fr. se dévers. dans le sin. max. *Arch. f. laryng.* 1898.

— Nouveau cas d'empyème fr. se dévers. dans le sinus maxill. *Arch. int. laryng.*, janv.-févr. 1900.

Gerber. — Empy. des sin. front. avec usure de toute la paroi ext. *Arch. f. laryng.*, VIII, 1, in *Rev. Moure*, 1898, p. 1072.

Golovine. — Traitement chir. des lés. du sin. front. *Arch. of opht.*, XXVII, p. 294.

Gosse. — Ueber des Empyem des sinus frontalis. *Thèse*, Königsberg, 1894.

GORIS. — Note sur les opérat. curatives de la sin. fr. *Soc. belge de laryng.*, juillet 1897.

— Chirurg. des cell. ethmoïd. *Presse méd. belge,* 1898.

— Trait. des sinusit. ethmoïdal. *Soc. belge d'otol.,* juin 1898.

GOULY. — Diagn. de l'empyème front. *Méd. mod.,* mai 1898.

GREIFT. — Un cas d'ethmoïdite suppurée avec sin. front. maxill. et sphénoïd., in *Prog. méd. belge,* janvier 1901.

GUILLEMAIN. — *Arch. opht.,* 1891 : abcès du S. F. — Anat. du S. F., in *Arch. Opht.* 1894.

HOWARD et INGERSOLL. — Étiol. des sinusites. *Americ. Journ. of med. Sc.,* mai 1898.

— — *Congrès otol.* Londres, août 1899.

HARTMANN. — Ueber die anatomi. Verhältnisse der Stirnhöhle und ihrer Ausmündung. *Laugenbecks Archiv.,* Bd. XLV, H. 1. Berlin, 1893.

— *Atlas d'anatomie der Stirnhöhle.* Wiesbaden, 1900.

HAJEK. — De quelq. particul. du conduit fronto-nasal. in *Wiener klin. Woch.,* janv. 1901, p. 29.

HOPPFGARTEN. — Contrib. à l'étude des empy. du sinus fr. et de leur trait. chir. *Deutsch. Zeitsch. f. Chir.,* Bd. 42, Hft. 4 et 5.

HUPPERZ. — Des affections du sinus frontal et de leur trait. *Thèse,* Marbourg, 1896.

JACQUES. — Sinusite chronique suppurée quadruple, guérie par l'opér. de Luc. In *Rev. méd. Est,* 15 juillet 1900.

— Prépar. ostéol. relat. à l'anat. du sin. front. In *Rev. méd. Est,* n° 24, 15 déc. 1900.

JACQUES. — Développ. des sin. front. *Bull. méd.,* 1901, 13 avril,

JANSEN. — Zur Eröffinung der Nebenhöhen der Hase bei chronicher Eiterung. *Archiv. f. laryng.,* 1893, p. 135, I Bd., II Hft.

JOKS. — Compl. ocul. de la sinus. front. *Presse méd.,* 1898.

JOUSSET. — Opérat. des sinusites. *Nord méd.,* avril 1901.

KILLIAN. — Ueber Communic. Stirnhöhlen. *Münch. med. Woch.,* p. 962, 31 août 1897.

KLEMM. — Deux cas d'op. rad. pour empy. du sinus. front. *Petersburger med. Wochensch.,* 1899, n° 43.

KRIEG. — Atlas des affect. du nez. Stuttgart, 1900.

KUMMEL. — Trait. op. et compl. de l'empy. du sin. front. Hambourg, 28 sept., 73e Réun. des natur. et méd. allemands.

KUHNT. — Ueber die entzündlichen Erkrankungen der Stirnhöhlen Wiesbaden. Verlag von Bergmann, 1895.

LAUBI. — Rapport sur les suppur. des cavités access. du nez. *Corresp. Blatt für Schweiz. Aerzte*, n° 12, p. 364, 15 juin 1897.

LAURENS. — La chir. des sin. de la face dans ses rapports avec la chir. orbit. *XIIIe Congrès internat.* Paris, 1901.

— *Soc. fr. otol.*, session 1899.

LAURENT. — *Soc. belge d'otol.*, 1900.

LERMOYEZ. — Trait. des sinus. à Vienne. *Ann. des mal. oreille et larynx*, janv. 1894.

— *Presse méd.*, 16 févr. 1898.

LINDEN. — Un cas d'abcès du cerveau conséc. à un empy. du sin. front. *Finska Läkeresolskopets*. Hautlinger, 1900, p. 772.

LIMBURG. — L'empyème du sinus frontal. *Thèse*, Iéna, 1898.

LOTHROP. — The Anatomy and Surgery of the Fr. Sinus and Anterior Ethmoïdel Cells Boston 1899.

LOGAN TURNER (Edimbourg). — *Assoc. med. Brit. à Portsmouth*, août 1899, in *Arch. f. Ohrenh.* Bd. 48, Hft 1, 1899.

LUC. — Contribut. étud. d. suppur. du S. F. et traitem. chirurg. *Arch. I. laryng.*, 1894.

— Discussion sur trait. chirurg. d. cav. acc. d. F. N. *The British laryng. Association*, 25 juillet 1895.

— Trait. des S. F. supp. chr. p. l'ouverture large de paroi ant. du S. et drainage par voie nasale. *Arch. I. laryng.*, 1896.

— Nouv. faits relatifs à méthode Ogston-Luc. Examen crit. des insuccès et accidents pouv. résulter d'exécut. défectueuse. Comm. *Soc. fr. otologie*, 4 mai 1897; *Archives*, 1897.

— Leçons sur les supp. de l'Oreil. moyen. et des cavités de la face. Baillière 1900.

MARGARUCCI. — Contrib. à la chir. du sin. front. *Archiv. ital. di otol.*, fasc. 4, oct. 1896.

Mayo-Collier. — Note sur l'anatomie, le développement et la chirurgie des sinus frontaux. *Lancet,* juin 1897.

Mermod. — *Ann. laryng.*, avril 1896.

Meyjès. — Opér. rad. des sin. front. *Soc. néerl. de laryng.*, 1898. In *Monatsch. f. Ohrenh.*, oct. 1899.

Milligan. — Trait. de la sinus. front. suppurée. *Lancet,* fév. 1898.

— Empy. du s. front. *Clin. Soc. of Manchester,* 16 mars 1897, d'après *Brit. med. Journ.*, 3 avril 1897.

Moliné. — Sinusite fronto-maxill. droite. Trép. Guérison. *Marseille méd.,* 1er avril 1898.

Montaz. — Des sinus frontaux et de leur trépanation, Grenoble, 1891.

— De l'empyème du sinus frontal. *Dauphiné méd.,* 1893.

Morin. — *Thèse,* Paris.

Mouret. — Cellules ethmoïdales. *Revue hebd. laryng.*, juill. 1898.

— Rapp. du sin. front. et des cell. ethm. *Soc. franç. d'otol.,* 3 mai 1901, et *Revue Moure*, nov. 1901.

Moure. — Manuel prat. des mal. des fosses nas. et des sinus. Paris, 1893. *IIIe Congrès*. Moscou, 1897.

Normand. — Des sinusites front. Leur traitement par la méthode Ogston-Luc. *Thèse,* Bordeaux, 1897.

Ogston. — Trephining of the front. sin. fort catarr. diseases. *Med. chronicle,* déc. 1884.

Ortega. — *Thèse,* Paris, 94-95.

Onodi. — *Revue Moure,* 1898, p. 1548.

— *Arch. f. Ohrenh.*, Bd. XI, Heft 3 (*Revue Moure,* 1901).

Paige. — Empy. du sin. front. *Boston med. and Surg. J.,* 1900.

Panas. — Trait. des mal. des yeux, t. II.

Payne. — Les anomalies du S. front. et leurs rapports avec les sinusites chron. suppurées. *Journ. of the Amer. med. Assoc.* Chicago, 27 juillet 1901.

Photiades. — Traitement post-opér. des empy. du sin. front. *Annales Lermoyez,* 1897.

Pooley. — Nécrose empy. du sin. fr. *Ann. of otol. rhin.,* n° 2, mai 1900.

— Empyème des sin. front. et ethm. et abcès orbit. *Philadelhia med. J.*, 6 juillet 1901.

Polyak. — Rapports du sin. maxill. avec le S. frontal et les cell. ethmoïd. ant. *Soc. hong. d'otol.*, 22 février 1900.

Pitiot. — *Thèse*, Lyon, 1888-89.

Praun. — Die Stirnhöhleneiterung and deren operative Behandlung. *Inaug. Dissert.* Erlangen, 1890.

Rafin. — Sinusite frontale. Abcès du cerveau. *Lyon méd.*, 1897.

— Complic. intracrân. des inflamm. du sinus frontal. *Arch. gén. méd.*, VIIIe série, t. VIII, 1897.

Ramond. — Sinusite front. à streptoc. après érys. Mort. *Soc. anat* Paris, mars 1898.

Ranglaret. — Étude anat. et path. de cell. ethm. *Thèse*, Paris, 1896.

Rethi. — Du traitement de l'empy. des divers sinus. *Wien med.*, in *Presse méd.*, 19 et 26 avril 1896.

Riberi. — *Giornale del. scienze med. Torino*, 1838, in Steiner.

Ricard. — Sinusite frontale purulente chez une ozéneuse traitée, guérie par l'Ogston-Luc. *Revue Moure*, 1900, n° 38.

Ripault. — Trois cas d'empy. du sin. front. *Ann. des mal. de l'or. et du lar.*, n° 11, 1895.

Rivierre. — Du traitement opér. des sinusites front. *Rev. hebd. laryng.*, 25 décembre 1897.

Runge. — Halleri disput. chir. Rintelii, 1750, cité par Steiner.

Röpke. — Die Radicaloper. bei chronisch. Verschl. und Eiter. der oberen Nasenhöhlen, in *Revue Moure*, 1898, p. 1557 et in *Ann. Lermoyez*, 1901, p. 376-387.

Saint-Clair Thomson. — Cas de sinusite maxill. double ethmoïdale et frontale. Opér. suivie de guérison. *Soc. laryng.* Londres, 4 janv. 1901 ; *Rev. hebd. laryng.*, n° 36, 1901.

Sattler. — Lésions du sin. fr. et des cell. ethm. ant. Trait. chir. *Ann. of oto-rhino*, mai 1900.

Scheier. — Sondage du sin. fr. *XIe Cong. intern. méd.* Moscou.

Schenke. — Le sinus frontal ses maladies. *Thèse*, Iéna, 1896-1897.

Schute. — Empyème des s. fr. et ethm. compliq. d'abcès de l'orbite. *Virgin. med. Sem.*, Monthly, Richmond, mai 1901.

STRAZZA. — Empyème du sinus frontal. Paris, 1895.

— Note clinique sur les sinusites frontales chroniques avec considérations spéciales sur leur traitement. *Archiv. ital. di otologia,* 1899, vol. VIII, in *Presse méd.,* mars 1900.

SUAREZ DE MENDOZA. — De l'importance des anomalies des sinus frontaux au point de vue du trait. chir. des sinusites. *Chirurgio,* t. IX, n° 53.

— Remarques sur l'opérat. de sin. front. *Arch. intern. laryng.,* décembre 1900.

TERRIER. — Leçons 1894-1895, in Chirurgie de la face, Terrier-Guillemain-Malherbe.

TILLAUX. — *Thèse,* Paris, février 1882.

— Anatomie topographique.

TILLEY (Herbert). — Anatomie du sin. front. avec 4 cas traités chirurg. *Rev. int. de rhino.,* janvier 1897.

— Recherches chirurg. sur le sin. front. de 120 crânes. *Lancet,* 1896.

— Six cas d'empyème du sin. front. *Soc. lar.* Londres, 7 avril 1900, in *Revue Moure,* 1900, n° 38.

— Opérat. radicale pour empyème du sinus frontal. *Soc. laryng.* Londres, mai 1900, in *Revue Moure,* 1900, n° 40.

— Empyème chr. du S. fr. traité par l'opér. de Kuhnt. *Soc. laryng. Londres,* 1901. *Rev. Moure,* n° 36, 1901.

TISSIER. — *Annales des mal. de l'oreille,* février 1899.

WERTHEIN. — Contribution à la pathologie et à la clinique des affections des cavités accessoires du nez. *Arch. f. laryng.,* XI, 1900, p. 169 ; *Monatsch. f. Ohrenheilk.,* n° 2, 1901.

WAGGET. — Opération radicale pour un cas de sinusite frontale, procédé Luc. Guérison. *Soc. laryng.* Londres, 12 janv. 1898, in *Revue Moure,* 1898, p. 927.

ZUCKERKANDL. — Anat. norm. et path. des fosses nasales et de leurs annexes pneumatiques. Trad. Masson, 1895.

CHARTRES. — IMPRIMERIE DURAND, RUE FULBERT.

www.ingramcontent.com/pod-product-compliance
Ingram Content Group UK Ltd.
Pitfield, Milton Keynes, MK11 3LW, UK
UKHW021602260726
13993UKWH00002B/991